实用医疗风险管理

王向东　主编

北方联合出版传媒（集团）股份有限公司

辽宁科学技术出版社

图书在版编目（CIP）数据

实用医疗风险管理 / 王向东主编 . —沈阳：辽宁
科学技术出版社，2024.4
ISBN 978-7-5591-3518-6

Ⅰ.①实… Ⅱ.①王… Ⅲ.①医疗事故—风险管
理—研究 Ⅳ.① R197.32

中国国家版本馆 CIP 数据核字（2024）第 064216 号

出版发行：辽宁科学技术出版社
　　　　　（地址：沈阳市和平区十一纬路 25 号　邮编：110003）
印 刷 者：辽宁新华印务有限公司
经 销 者：各地新华书店
幅面尺寸：170mm×240mm
印　　张：17
字　　数：360 千字
出版时间：2024 年 4 月第 1 版
印刷时间：2024 年 4 月第 1 次印刷
责任编辑：郑　红　邓文军
封面设计：刘　彬
责任校对：栗　勇

书　　号：ISBN 978-7-5591-3518-6
定　　价：66.00 元

联系电话：024-23284526
投稿信箱：29322087@qq.com

本书编委会

主　　编　王向东（沈阳医学院附属二四二医院）

主　　审　裴庆双（沈阳医学会）

副 主 编　吴　际（沈阳医学院）

　　　　　郭　红（沈阳医学院附属二四二医院）

　　　　　张卫东（沈阳医学院附属二四二医院）

　　　　　杨小龙（沈阳医学院附属二四二医院）

参编人员　（按姓氏笔画排序）

　　　　　马溪悦（沈阳医学院附属二四二医院）

　　　　　孔　青（沈阳医学院附属二四二医院）

　　　　　白　岩（沈阳市卫生健康监督中心）

　　　　　孙　晓（沈阳市妇婴医院）

　　　　　齐龙涛（沈阳医学院附属二四二医院）

　　　　　刘文慧（沈阳市口腔医院）

　　　　　侯记超（沈阳医学院附属二四二医院）

　　　　　唐铭阳（沈阳医学院附属二四二医院）

　　　　　常锦秋（沈阳医学院）

前　言

风险，这个词总是让人联想到危险，会让人感受到不安。

医疗，这个词总是让人联想到解救，会让人感受到希望。

风险和医疗，看上去风马牛不相及，甚至是含义相悖的两个词，却总是不以人的意志为转移、天然地联系在一起。医疗永远甩不掉风险，风险也永远追随着医疗；医疗企图规避任何风险，风险却一直在倒逼医疗的改良和进步。它们像手足兄弟，相伴相携；它们像太极两仪，相克相生。

既然注定无法割裂，那就坦然接受吧！接受风险与医疗的捆绑，接受在确定中永远蕴含着不确定，接受在万无一失中永远会有意外和例外。

既然注定必须接受，那就好好结合吧！不能让风险与医疗稀里糊涂地结合，也不能像鸡蛋与石头那样结合。我们要为风险和医疗找到最好的相处模式、良性的互动机制，以及最佳平衡点和最大公约数。于是，便有了"医疗风险管理"存在的意义。

如果你是位医者，相信你一定为每天工作中相伴随的医疗风险而忐忑忧虑过；如果你是位医院管理者，相信你一定为如何管控好风险，让医院平安、平稳、平顺地运行而忧心过；如果你是关心健康的众生之一，相信你也一定为自身或家人的医疗诊治而担忧过。这便是我们编写《实用医疗风险管理》的意义所在。

临床医学是什么？临床医学的学科属性包括自然科学、社会科学和人文科学。因为服务对象是活生生的人，所以临床医学是自然科学中最讲究人文，也是人文科学中最注重科技的一门学科。因为临床医学是一门不断发展、不断探索的科学，这也决定了临床医学的风险无处不在。

临床医学的本质是什么？王辰院士和著名神经外科专家凌锋教授认为，临床医学的本质是为患者提供照护，医疗问题的本质是照护，而不是商业服务。患者来医院是求医而不是买医，这其中寄托着信任和希望。商业与消费相伴随，医疗与照护相伴生。在这个世界上，有很多东西可以交易买卖，唯独人的生命除外。如果把看病当成商业交易，那是对生命的一种亵渎。没有患者的孤立无助，就没有医者的奋不顾身；没有医者的一念之善，也就没有患者的劫后余生。

医疗风险管理，无论你重视或不重视，它就在那里，不离不弃；无论你研究或不研究，它都会发展变化，不疾不徐。而我们致力于研究医疗风险管理的意义就在于——在不确定中找到最大的确定。面对风险，让医者有所遵循，让患者有所依靠。这也成为我们深入研究医疗风险管理的内生动力和编撰本书的朴素源起。

医疗风险管理涉及多个学科领域，包括医疗、护理、管理、法律等。因此，本书特别注重整合各学科的知识和资讯，注重理论性、实践性和可操作性，旨在为医疗机构和医务人员提供一本实用的"医疗风险管理指南"和全面的"风险管理解决方案"。书中详细介绍了医疗风险的识别、评估、控制和改进等方面的知识和技巧。同时，结合实际案例和实践经验，帮助读者更好地理解和运用质量管理的方法和工具，从而掌握一套切实可行的风险管理方案。

多年学医之路寒窗苦读，不能因不会识别风险而置患者和自身于险境；多年枕戈待旦治病救人，不能因不会控制和规避风险而置患者于痛苦、置自身于懊悔之中。"医疗风险管理"是医学生必学的一堂课，是医护人员必备的傍身技能，是医院管理者必懂的经营管理指南。

让我们共同成为医疗风险管理的研究者、践行者、领跑者。跑赢了风险，就是带来平安与健康的天使；跑输了风险，就可能是带来灾难与痛苦的魔鬼。让我们共同努力，在日夜不息的医疗工作中，有足够的能力去识别风险、控制风险，做"斩妖除魔"的白衣战士，做治病救人的健康天使。

本书共分十四章，全面概括了医疗风险的现状、发展历程及对其科学管理等内容。书中所有案例材料均以沈阳医学院附属二四二医院（下称沈阳二四二医院）的实际工作内容为素材。

　　感谢编者们的辛勤努力。由于编者水平有限，书中难免有不足之处，敬请各位专家、学者、同行和读者批评指教。同时，在本书编写过程中，参考并借鉴了一些专家、学者的著作、文献等资料，在此向你们表示衷心的感谢！

王向东

2023 年 12 月

目 录

第一章　医疗风险概述

医学是一门尚未被人类完全揭示和掌握的自然科学，也是一门不断变化、不断发展的科学，更是一门经验学科。迄今为止，人类对各种疾病的认识还不够深入、全面，对有些疾病知之甚少，甚至未曾见过。这就注定了人类在疾病的预防、诊断、治疗、康复等医疗活动中不可避免地存在着医疗风险，并且，"医疗风险无处不在"。

随着我国社会与经济的不断发展，大量高新医疗技术的开发和广泛应用，人民群众生活水平的不断提高，健康意识、法律意识、维权意识日益增强，对医疗服务的各种要求越来越多，对医疗服务质量和水平的期望值越来越高。随着信息化社会的到来，使得大量的、内容质量参差不齐的疾病、健康、卫生信息随处可查，一方面为人们学习、了解健康和疾病相关知识提供了便利条件，另一方面缺乏专业性的和过度夸大的健康、疾病信息以及错误的宣传也给人们带来误导。这些都直接或间接地导致患者及其家属对医疗卫生行业的误解、不信任，甚至导致医患关系不和谐和医疗纠纷数量增加，不仅影响了患者的利益，也给医院在人力、物力和社会声誉等方面带来负面影响。由于媒体种类多、信息传播快，微小的风险事件在很短时间内就可能传播至全国乃至世界。因此，医疗风险管理的紧迫性、必要性和重要性愈发突显，并且已经成为现代医院管理的重要内容。

医疗风险直接关系到患者的安全，同时，风险事件的发生也会给医院及其医务人员的安全带来不良影响。面对新形势，及时识别医疗风险、准确评估医疗风险、有效防范医疗风险、正确处理医疗风险，已经成为医院管理者和医务人员必备的能力。如何做好医疗风险管理，保障患者安全、医务人员安全、医院安全，实现医院可持续发展，是现代医院管理者应关注和重视的课题。

第一节　医疗风险和相关相近称谓的定义

一、医疗风险及其相关称谓的定义

目前，国内外对医疗风险的定义尚没有明确、统一的界定。本书编者经查阅大量相关资料后，对医疗风险的定义进行了汇总，主要有以下说法。

1. 一切可能对医院和医疗工作者带来不确定后果的事件都可以纳入医疗风险的范围。

2. 医疗风险是指存在于整个医疗服务过程中，可能会导致损害或伤害事件的不确定性，以及可能发生的一切不安全事件。

3. 医疗风险是指患者在诊疗过程中可能面临的不确定的、不可预测的一切不安全事件，通常包括并发症、医疗差错、药物不良反应等。

4. 广义的"医疗风险"是指存在于各类诊疗环节中，可能导致损害或伤残的不确定性，并包括可能发生的一切不安全事件，如医疗事故、医疗纠纷、医疗意外、并发症等。

5. 医疗风险是指存在于医院内部、可能导致医院或患者各种损失的不确定性，主要包括医疗事故、医疗差错、不良反应和并发症等。

6. 医疗风险是指在医疗过程中的不确定性有害因素直接或间接导致患者伤残或死亡后果的可能性。

7. 医疗风险是指在医疗实践过程中发生的风险，既具有风险的一般特征，又与特定的社会、环境、心理、职业和遗传等因素有关。

8. 医疗风险的定义有狭义和广义之分。医疗风险狭义的定义是指在医疗过程中可能发生医疗目的之外的危险因素，而这种因素虽然存在，但不一定会造成不良后果，有人称其为"遭受损害的可能性"。广义的定义一般是指已经发生了医疗目的之外的不良事件。

9. 医疗风险具有广义和狭义的双重定义。狭义而言，医疗风险仅仅关注患者一方在治疗过程中可能遭受的伤害，如医疗事故、医疗意外、并发症等。广义而言，医疗风险涵盖了从患者到医院到整个医疗服务体系甚至政府和社会可能遭受的伤害和损害，如除去以上几种情况之外的医患纠纷。

10. 医疗风险是指存在于整个诊疗过程中的可能导致损失和伤残事件的不确定性或可能发生的一切不安全事件。

11. 医疗风险是指卫生技术人员在从事医疗活动的过程中存在的对患方或医方造成伤害的危险因素。

12. 2019 年 7 月，中国医院协会颁布的团体标准（T/CHAS10-4-4—2019）《中国医院质量安全管理》第 4-4 部分"医疗管理——医疗风险管理"，对医疗风险的定义：医疗风险（Medical Risk）是指医疗过程中的不确定性因素存在造成损害的可能性，或者是已经直接或者间接造成了损害。

13. 上述团体标准还对医疗风险相关称谓进行了定义：

风险（risk）：风险是不确定性对目标的影响。风险通常用潜在事件、后果或者两者的组合来区分，用事件后果和事件发生可能性的组合来表示。

医疗风险管理（Medical Risk Management）：指管理主体针对医疗风险进行指挥、控制的协调活动。

医疗风险管理框架（Medical Risk Management Frame Work）：指提供设计、实施、监督、评审和持续改进风险管理的基本原则和组织安排的要素集合。

医疗风险管理过程（Medical Risk Management Process）：指将管理政策、程序和操作方法系统地应用于医疗风险识别、分析、评价、干预、监测等活动之中。

医疗风险预警（Medical Risk Prewarning）：指通过警示发生医疗风险的可能性来避免医疗风险真实发生的管理活动。

医疗风险评估（Medical Risk Assessment）：指包含医疗风险识别、医疗风险分析和医疗风险评价的医疗风险管理过程。

医疗风险识别（Medical Risk Identification）：指发现、确认和描述医疗风险的过程，包括对医疗风险来源、引发事件、原因和潜在后果的识别。

医疗风险分析（Medical Risk Analysis）：指理解医疗风险性质和确认医疗风险程度的过程，是进一步进行风险评价和风险干预的基础。

医疗风险评价（Medical Risk Evaluation）：指医疗风险分析结果与法律、法规、政策、标准和医院管理目标等相对照，以确定医疗风险和（或）其大小以及确定应对风险态度的过程。

医疗风险干预（Medical Risk Treatment）：指以消除医疗风险来源、改变医疗风险发生的可能性、改变医疗风险后果、规避风险、保留风险、分担风险等为手段处置医疗风险的过程。

医疗风险监测（Medical Risk Monitoring）：指持续地检查、确认、密切观察或确认医疗风险状态，以识别该状态与期望的管理目标的偏离情况。

医疗风险分担（Medical Risk Sharing）：指在法律不禁止的前提下或者基于法律的强制要求，通过保险或其他合同形式实现的医疗风险主体与其他各方就医疗风险分配达成协议的一种医疗风险应对形式。

综上所述，本书编者将医疗风险和医疗风险管理定义为：医疗风险是指医疗过程中造成医疗目的以外损害的一切潜在事件。医疗风险管理是指为最大限度规避和控制医疗损害，管理主体（医院各级领导、管理人员、临床医务人员、后勤保障人员等各类人员）针对医疗风险进行指挥、控制的协调活动。

二、医疗风险相近称谓的定义

与医疗风险相近的称谓有医疗质量（安全）不良事件、医疗意外、医疗差错、医疗事故、并发症等。这些称谓所包含的内容既有关联性，又有不同之处。

1. 医疗质量（安全）不良事件：国家卫生健康委办公厅《关于印发 2021 年国家医疗质量安全改进目标的通知》（国卫办医函〔2021〕76 号）将医疗质量（安全）不良事件定义为：指在医院内被工作人员主动发现的，或患者在接受诊疗服务过程中出现的，除了患者自身疾病自然过程之外的各种因素所致的安全隐患、状态或造成后果的负性事件。

关于医疗质量（安全）不良事件相关阐述与实践详见第九章"医疗质量（安全）不良事件管理与实践"。

2. 医疗意外：指在对患者的诊疗护理过程中，医务人员并未违反相关法律法规、临床诊疗指南和技术操作规范，不是出于故意或过失，而是由于受现实医疗条件和医学科学水平所限，或者由于患者病情特殊或体质特殊等不能抗拒或不能预见的原因导致患者出现难以预料和防范的不良后果。医务人员不负有责任。

关于医疗意外相关阐述与实践详见第十一章"医疗意外风险管理与实践"。

3. 医疗纠纷：是指医患双方因诊疗活动引发的争议。医疗纠纷可以发生在治疗过程中、治疗结束后。发生医疗纠纷的原因，一部分是由于医务人员失职行为和技术过失所致；另一部分是由于医患双方的信息不对称，患方对诊疗护理结果认定上存在分歧。医疗纠纷一般有以下几种情形：

（1）医方无诊疗过失，纠纷的发生纯属于患方及其家属对诊疗结果期望值过高而未达到其所期望的目标。

（2）医方有诊疗过失，但是，过失与所发生的不良后果之间不存在因果关系。

（3）医方无诊疗过失，出现了已经向患方事先告知的和/或无法预料的并发症。

（4）医患双方在疾病诊疗认知上的分歧。

（5）患方经济、家庭存在问题，转嫁至医院。

4. 医疗差错：是指在诊疗、护理过程中，医务人员确有过失，但未给患者人身造成严重后果或未造成任何后果的行为。对于没有达到医疗事故程度的医疗过失行为，均认定为医疗差错。医疗差错与医疗事故的特征基本相同，即医务人员存在过失行为。两者之间的不同点是在对患者人身损害后果程度上的差异。医疗差错分为一般差错和严重差错。

一般差错是指在诊疗过程中，因医务人员的过失，发生了一般性的错误，但未对患者人身造成损害，无任何不良后果。如：发药时未严格执行三查八对，将A患者的药物错误发给B患者服用，但是，该药物未对B患者造成任何不良后果。

严重差错是指在诊疗过程中，因医务人员的过失，发生了严重错误，给患者造成了一定程度的人身损害，但未达到医疗事故的程度。

5. 医疗事故：《医疗事故处理条例》（中华人民共和国国务院令第351号）对医疗事故的定义有明确规定，是指医院及其医务人员在医疗活动中，违反医疗卫生管理法律、行政法规、部门规章和诊疗护理规范、常规，过失造成患者人身损害的事故。

医疗事故必须符合以下要素：责任主体是医院及其医务人员；责任主体行为的违法性；患者出现人身损害的事故；责任主体的过失行为与患者人身损害后果之间存在因果关系。

根据对患者人身造成的损害程度，医疗事故分为四级：

一级医疗事故：造成患者死亡、重度残疾的；

二级医疗事故：造成患者中度残疾、器官组织损伤导致严重功能障碍的；

三级医疗事故：造成患者轻度残疾、器官组织损伤导致一般功能障碍的；

四级医疗事故：造成患者明显人身损害的其他后果的。

医疗事故的认定需要由医患双方共同委托医院所在地负责医疗事故技术鉴定工作的医学会组织专家鉴定组进行鉴定，并出具医疗事故技术鉴定书，其内容包括下列主要内容：

（1）双方当事人的基本情况及要求；

（2）当事人提交的材料和医学会的调查材料；

（3）对鉴定过程的说明；

（4）医疗行为是否违反医疗卫生管理法律、行政法规、部门规章和诊疗护理规范、常规；

（5）医疗过失行为与人身损害后果之间是否存在因果关系；

（6）医疗过失行为在医疗事故损害后果中的责任程度；

（7）医疗事故等级；

（8）对医疗事故患者的医疗护理医学建议。

6. 并发症：是指一种疾病在发展过程中引起另一种疾病和 / 或在诊疗某种疾病的同时引起的与这种疾病诊疗行为有关的、诊疗目的以外的不良后果。并发症的发生不是医务人员的过失所致，医务人员不存在失职行为或技术过失。并发症是可以预料的不良后果，但是，即使事先采取了防范措施，有时却难以避免其发生。如：胃十二指肠溃疡是常见的消化道疾病，急性穿孔是胃十二指肠溃疡常见的并发症之一，它起病急，变化快，病情重，需要紧急手术治疗。十二指肠穿孔多发生在球部前壁；胃溃疡穿孔多见于胃小弯。溃疡穿孔后酸性的胃内容物流入腹腔，又引起化学性腹膜炎。胃十二指肠后壁穿孔，可在局部导致粘连包裹，形成慢性穿透性溃疡。又如：开放性外伤、化脓性阑尾炎手术切口属于沾染切口或感染切口，即使充分冲洗、使用抗菌药物、及时换药，仍可能出现切口愈合欠佳或不愈合，也是一种常见的并发症。

并发症的发生虽然不是医务人员过失所致，但是，有些时候由于患者和公众缺乏应有的医学知识，加上目前对医院的信任危机，也是导致医疗纠纷的重要因素之一。

医疗风险和相近称谓的比较见表1-1。

表1-1 医疗风险和相近称谓的比较

名称	是否发生损害	医方有无过失行为	损害与医方行为有无因果关系	损害是否可避免	受损害者	责任主体
医疗风险	是/否	有/无	有/无	是/否	医/患	医/患
医疗质量（安全）不良事件	是/否	有/无	有/无	是/否	医/患	医/患
医疗意外	是	无	无	否	患者	无
医疗纠纷	是/否	有/无	有/无	是/否	医/患	医/患
医疗差错	是/否	有	有/无	是	患者	医
医疗事故	是	有	有	是/否	患者	医
并发症	是	有/无	有/无	是/否	患者	医/患

三、医疗风险管理相关用语的定义

1. 医疗安全：是指医院在实施医疗保健过程中，患者不发生法律和法规允许范围以外的心理、机体结构或功能损害、障碍、缺陷或死亡。其核心是医疗质量。

2. 医疗质量：是指在现有医疗技术水平及能力、条件下，医院及其医务人员在临床诊断及治疗过程中，按照职业道德及诊疗规范要求，给予患者医疗照顾的程度。

3. 医疗质量管理：是指按照医疗质量形成的规律和有关法律、法规要求，运用现代科学管理方法，对医疗服务要素、过程和结果进行管理与控制，以实现医疗质量系统改进、持续改进的过程。

4. 医疗质量安全核心制度：是指医院及其医务人员在诊疗活动中应当严格遵守的相关制度，主要包括首诊负责制度、三级查房制度、会诊制度、分级护理制度、值班和交接班制度、疑难病例讨论制度、急危重患者抢救制度、术前讨论制度、死亡病例讨论制度、查对制度、手术安全核查制度、手术分级管理制度、新技术和新项目准入制度、危急值报告制度、病历管理制度、抗菌药物分级管理制度、临床用血审核制度、信息安全管理制度等。

5. 医疗质量管理工具：是指为实现医疗质量管理目标和持续改进所采用的措施、方法和手段，如全面质量管理（TQC）、质量环（PDCA 循环）、品管圈（QCC）、疾病诊断相关组（DRGs）绩效评价、单病种管理、临床路径管理等。

第二节　医疗风险的成因

医疗风险的成因很复杂，主要包括医方因素、患方因素、社会因素、沟通因素、医学科学的局限性 5 个方面。

一、医方因素

（一）医院管理因素

1. 对医疗风险管理未给予足够的重视，未将其纳入医院决策机制。

2. 医疗风险相关组织架构未建立或不健全，各部门、各科室之间缺乏医疗风险信息沟通和管理协调机制。

3. 防范医疗风险相关规章制度不完善，未以制度保障的形式建立、实施和维护医疗风险管理体系。

4. 对防范医疗风险培训不到位，培训的范围应覆盖包括临床医生、护士、技术人员、行政管理人员、后勤保障人员在内的全体工作人员，各级临床和管理干部是医疗风险培训的重点对象。

5. 医疗风险应急体系未建立，缺乏对医疗风险的预防和风险发生后的应急处置能力。

（二）医院员工因素

医院员工包括医生、护士、医技人员、行政管理人员、后勤保障人员、物业人员等所有在医院工作的成员。

1. 缺乏医疗风险意识，对医疗风险管理知识掌握不足，医疗风险处置能力薄弱。

2. 医疗、护理、医技人员专业知识和技术水平欠缺，是影响医疗风险最直接、最重要的因素。

3. 在医疗活动中违反相关法律法规、诊疗操作技术规范和流程。

4. 职业道德修养不够。目前我国医学生培养更侧重于对其医学专业知识和专业技能的教育，对医学生的人文教育比较忽视，导致在临床诊疗工作中缺乏对患者必要的人文关怀。

（三）医院设备设施器械因素

如：设备设施是否时刻处于良好的运行与备用状态，是否已经制订并实施检修、维修计划和应急处置方案，摆放是否合理、正确、安全，是否备有操作指南方便使用，信息显示是否正确、清晰、无干扰；水、电、医疗气体、空调、电梯是否安全。

（四）医院建筑环境等因素

如：建筑布局是否合理、安全；医疗、化学、放射性物质，院内废物处理是否符合相关要求；环境卫生是否清洁，路面和地面是否平整、干净，消防通道是否通畅；是否建有无障碍通道等。

（五）其他因素

如：营养部饮食卫生是否符合国家相关标准，是否能够满足患者日常和疾病治疗所需。

二、患方因素

1. 对就医感受和诊疗结果期望值高。患者及其家属对于医学和医务人员的期望过高，远远超出了现阶段医学科学能达到的范畴，对病情发展变化（特别是恶化）不能理解，对未达到其预期的诊疗结果不能理性地对待，一旦发生，便会产生失落感而迁怒于医方。这是医疗风险发生的关键因素。

2. 对医学知识和医学科学的特殊性缺乏了解，特别是受到一些非专业媒介的误导。

3. 患者个体差异，对同一种疾病的诊疗反应不尽相同。

4. 一些疾病自身具有风险性，如慢性病、肿瘤、需要手术的疾病，疗程长、见效慢、风险高，容易出现预后不理想。

5. 经济因素。经济收入与医疗服务费用之间的矛盾是导致医疗风险发生不可忽视的因素。近几年医疗保险制度的改革，极大地提升了医疗保险的覆盖面和保障水平，但是，在特殊情况下，仍有部分患方可能因为费用问题与医务人员发生纠纷，希望通过这种方式进而得到救济和补偿，分担医疗费用。

6. 过度维权意识。由于科学的进步、网络技术的发展，人们较之前相比更容易获得医学知识，患者的自我保护意识、维权意识和法律意识日趋增强。过度维权意识的现象反映出患者及其家属缺乏对医务人员的尊重及信任，导致医务人员出现过于谨慎保守的诊疗原则，也会间接导致医疗风险。

三、社会因素

1. 资源配置不均衡。当前我国医疗卫生事业正处于不断发展阶段，人们健康意识不断提高，医疗需求量与医疗资源总量和分布失衡形成了矛盾。这种失衡导致越来越多的患者，不管大病小病，都到城市大医院就诊，导致大医院负荷过重，人力资源相对匮乏，易引发医疗风险。

2. 媒体及舆论的负面报道。部分非主流媒体为了迎合大众心理，考虑自身利益或炒作的需要，片面报道事故纠纷，歪曲事实，激化医患矛盾，埋下医疗风险隐患。一些虚假广告及传媒过于渲染手术或治疗的效果，降低了大众的风险意识，也是间接引发医疗风险的原因之一。

3. 社会分担机制尚不全面。对于患者诊治过程中发生的医疗过错损害，各级医院可通过投保"医疗责任险"予以保障。而医疗非过错损害（如医疗意外和并发症等），医疗责任保险并不给予理赔，仍由患者及其家属自行承担，而患者及其家属对该部分损害不理解，极易引发医疗纠纷，也是医疗风险的成因。

四、沟通因素

在医疗活动中的沟通包括医患之间沟通、护患之间沟通、医务人员之间沟通。沟通方式包括口头语言沟通、书面语言沟通。

（一）医患之间沟通

医患沟通包括医生与患者及其家属、授权委托人、法定代理人等患方人员的沟通。目前，医患沟通不到位在非过失医疗纠纷中已经成为主要因素。

从患者角度分析，部分患者在就医过程中，由于各种原因向医生隐瞒病史和病情，导致医生对于患者的疾病情况、身体情况不能充分了解，从而影响对疾病的诊断和诊疗方案的制订，埋下医疗风险的隐患。而医生沟通技巧欠佳、沟通不充分、未尽合理告知义务等，一旦出现与患者预期不符的诊疗结果，纠纷因此而发生。

因此，医患沟通是建立医患之间相互信任、保障双方权益的最基础、最有效的方式。医患沟通应当遵循全面、通俗、精确、真实的原则，"首先是不要造成伤害"。

医患双方作出改善治疗效果和规避风险的医疗决定建立在良好医患沟通的基础上。一方面，医生通过与患者进行充分的沟通，可以全面了解患者的现病史、既往史、个人史、家族史等信息，更快速、准确地作出疾病诊断和鉴别诊断，制定合理、有效的诊疗措施，使患者早日康复。另一方面，由于医学信息的不对称，患方非常需要了解患者的病情、检查方式、治疗方案、药物使用等方面的信息，医患沟通可以很好地为患方提供专业的、个性化的、详细的解答，满足患方对医疗信息的需要，提高患方的满意度，密切医患关系，增强医患之间的互动和信任，减少误解和矛盾，从而建立和谐的医患关系。这种关系不仅可以促进医生对患者病情的关注和人文关怀、提高治疗效果，更有助于提高医疗服务质量和患方的满意度，极大地减少因沟通不畅而引发的医疗纠纷。

当然，在医患沟通中还存在另外一种现象，就是医生向患方充分告知，患方已知情了解，但是，患方却拒绝在医疗文书上签字，即"知情但不同意"。

（二）护患之间沟通。

护士是医生下达医嘱的具体执行者，可以说是与患者及其家属联系最密切的医务人员。护士在护理工作中的"爱心、耐心、细心、专心"可以帮助患者减少对疾病的恐惧，安抚患者焦虑情绪。

（三）医院员工之间沟通。

医院员工之间建立良好的沟通可以互相监督，互相查缺补漏，不仅有利于自身风险防范，更有利于维护整个医院的安全。如：护士在执行医嘱过程中发现问题或疑问是否及时与医生沟通确认；医技人员发现危急值是否立即与临床沟通；行政管理人员在监督检查时发现医疗质量与安全问题和隐患风险是否进行分析并向临床科室反馈，指导整改；科室发现水电气、设备设施等故障、医院环境存在不安全因素是否及时与后勤保障人员、物业人员反馈沟通等。

五、医学科学的局限性

医学科学是一门不断发展、不断探索的科学，一些新技术、新项目的开展需要一定时间的学习、实践、论证，才能更好地为广大患者提供高质有效的医疗服务，这就共同增加了医疗风险的系数。此外，医学科学的发展相对于疾病的复杂多变具有滞后性，尚不能完全满足人民群众的就医需求。

第三节　医疗风险的特点

1.客观性：风险是不以人的意志为转移、独立于人的意识之外而客观存在的。只能通过管理预防尽可能地减小风险所带来的损害，但是，风险永远不会被完全消除。

2.突然性：风险的发生难以预测，往往发生比较突然，事前缺乏应有的准备。

3.不确定性：是医疗风险最本质的特点。一是发生时间的不确定性：即使有些风险是必然要发生的，但何时发生却不确定。二是损害后果的不确定性：风险发生后造成的损害后果有多大、影响时间多长、范围多广，都无法确定。三是发生对象的不确定性：由于患者的个体差异，同一种疾病在不同患者身上有不同的临床表现，同一种治疗方法在不同患者身上也有不同的疗效，所以，一种医疗风险可能发生在哪个患者身上无法事先确定。

4.可变性：医疗风险会因地区、医疗仪器设备、技术水平等各种因素变化而有所变化。经济发达地区经济收入高、仪器设备先进、医务人员诊疗技术水平高，医疗风险相对较低。

5.普遍性：医疗风险无处不在，在医疗过程中，每一个微小的医疗行为都可能存在风险，甚至与患者交流过程中的一句话，都可能在不经意中演变成较大的医疗风险事件。

6.社会性：医疗风险的后果与人类社会的相关性决定了风险的社会性，具有很大的社会影响。

7.多因性：一件风险事件的发生常常是多种因素，或者是长时间的积累造成的，很难找到其主导性的原因。

8.进展性：医疗风险发生后不是一成不变的，还可能进一步发展。如医患双方在诊疗结果认识上的不一致，如果处理方法不得当，可以使矛盾激化，由医疗上的意见分歧导致医疗纠纷。

9.情感性：医疗风险虽然是发生在医疗过程中，但是许多风险并不是医疗行为直接造成的，往往掺杂进很多情感性的因素，甚至多种情感交织在一起，互相影响并不断加深。

10.复杂性：医疗风险存在广泛但缺乏规律性，人们对风险的认知尚比较肤浅，各种风险事件目前还缺乏统一的评判标准。

第四节　医疗风险的分类

为了在医疗风险管理中根据不同类型的风险采取不同的风险管理措施，可以按照医疗风险的共同点和区别特征进行分类。

一、按医疗风险涉及的利益人群分类

1.患方医疗风险：是指涉及患者及其家属的医疗风险，包括对医疗风险受害者持同情、支持、声援的社会其他人群。

2.医方医疗风险：是指涉及医院及其医务人员的医疗风险。

3.第三方医疗风险：各类保险公司、第三方责任人（如交通肇事）、第三方单位（如工伤责任单位）。

二、按医疗风险发现时间分类

1.显性医疗风险：是指医疗风险事件发生后短时间内出现损害的风险，患方和医方都可以立即感觉到。显性医疗风险具有损害明显、时间短、发展快等特点。

2.隐性（迟发性）医疗风险：是指医疗风险事件发生不易被发现，具有隐蔽性、延迟发现的风险。

三、按医疗风险来源分类

1. 临床医疗风险；

2. 护理风险；

3. 医院感染风险；

4. 药事风险；

5. 医技（检验、放射、电诊、病理等）风险；

6. 公共设备设施环境风险。

四、按医疗风险基本性质分类

1.医疗技术风险：是指因为医务人员专业技术水平、经验不足以及医疗器械、设施、设备等问题而导致的患者身体损害的风险。其根本特征是医务人员已经尽职尽责，主观上没有过错。

2.医疗责任风险：是指医务人员违反法律法规、规章制度、诊疗指南、技术操作规范或不负责任而导致的患者身体损害的风险。主观上存在过错。

第五节　医疗风险管理的关键要素

一、医疗风险管理框架

（一）医疗风险管理原则

1.医疗机构进行医疗风险管理，需要以加强医疗质量、规范医疗服务行为、保障医疗安全、预防和妥善处理医疗纠纷、保护医患双方的合法权益为目标，通过有效的医疗风险管理避免和控制医疗损害。

2. 医疗风险管理应是医疗机构整体管理体系中的重要组成部分。

3. 医疗风险管理应纳入医疗机构决策机制，医疗机构的所有重大决策和重大事项都应当考虑医疗风险管理因素。

4. 医疗风险管理应采用系统的结构化的方法。

5. 医疗风险管理应以充分、有效的信息为基础，畅通信息收集、分享和发布机制，强化医疗机构信息系统的标准化和规范化建设。

6. 医疗机构进行医疗风险管理应充分考虑国家政策、法律法规等外部环境因素和医疗机构自身定位、质量安全目标等内部因素，并充分考虑医学人文因素。

7. 医疗机构的各级领导、管理人员、临床医务人员、后勤保障人员等各类人员在医疗风险管理中应充分沟通，积极鼓励患者及家属参与医疗风险管理。

8. 医疗风险管理应进行 PDCA 持续改进的闭环管理，对医疗机构发展过程中的各种风险变化及时制定出恰当的管理措施。

（二）医疗风险管理组织建设

1. 医疗机构主要负责人应是本机构医疗风险管理的第一责任人，临床科室、药学、护理、医技等主要负责人是本科室医疗风险管理的第一责任人。

2. 二级以上医院应设立医疗质量管理委员会，其主要职责中应包括在本机构开展医疗风险管理的内容，医疗质量管理委员会至少每半年进行一次医疗风险管理的全面讨论。

3. 医疗机构内所有与医疗风险管理相关的部门，包括但不限于医务、门诊、护理、院感、质量控制、医患关系、社会工作、法律事务等部门，建立医疗风险信息沟通和管理协调机制，具体形式包括但不限于联席会议、项目工作组等，该机制的工作频率应至少每月一次。

4. 二级以上医院各业务科室应成立本科室医疗质量管理工作小组，其工作职责应包括本科室医疗风险管理的内容，医疗质量管理工作小组至少每季度组织一次医疗风险管理的全面讨论。

（三）医疗风险管理规章制度建设

1. 医疗机构应以制度保障的形式建立、实施和维护医疗风险管理体系，该体系应整合医疗资质管理、医疗质量控制管理、患者安全管理、医疗保障管理等多方面的内容。

2. 医疗机构应通过建立完善的资质管理制度降低医疗风险，应按照核准登记的诊疗科目执业，卫生技术人员应符合资质要求，使用经批准的药品、医疗器械、耗材开展诊疗活动，开展的医疗技术应符合医疗技术临床应用管理要求。

3. 医疗机构应建立全员参与、覆盖临床诊疗服务全过程的医疗质量管理与控制工作制度，严格落实医疗质量安全核心制度。

4. 医疗机构应建立和完善不良事件报告、医疗安全管理、医疗投诉纠纷处理等相关工作制度、应急预案和工作流程，加强医疗质量重点部门和关键环节的风险管理，落实患者安全目标。

5. 医疗机构应建立完善包括医患沟通制度、知情同意制度、隐私保护制度在内的患者权利保护制度，充分尊重和保护患者的各项权利，加强医学人文建设。

6. 医疗机构应在信息管理、物资管理和后勤保障等相关医疗保障制度中充分体现医疗风险管理的内容，形成医疗管理和医疗保障的有效衔接。

（四）医疗风险管理培训体系建设

1. 医疗风险培训的目标是增强风险意识、掌握风险管理知识、提高风险处置能力、帮助实现对医疗风险的有效管控。

2. 医疗风险管理培训的范围应覆盖包括临床医生、护士、技术人员、行政管理人员、后勤保障人员在内的全体工作人员，各级临床和管理干部是医疗风险培训的重点对象。

3. 医疗风险管理培训的内容包括但不限于医疗质量安全制度培训、患者安全目标培训、法律法规和国家政策培训、临床诊疗规范常规培训、应对高风险情况的医疗技术能力培训、医疗应急预案培训、医学人文培训等。

4. 医疗机构应指定部门负责医疗风险培训工作，采取学术讲座、技术指导、远程教学、网络课程等多种培训形式。医疗机构自身出现或者获知业界重大医疗风险事件时应组织针对性的风险管理培训。

（五）医疗风险应急体系建设

1. 医疗机构应针对高风险医疗活动或突发医疗安全事件建立医疗风险应急体系，建立应急管理组织架构、制定相应的应急预案和进行充分的应急演练，并根据演练中发现的问题不断改进应急管理。

2. 医疗风险应急体系的内容包括但不限于公共卫生事件应急管理，各类急危重抢救应急管理，突发医疗不良事件应急管理，针对火灾、地震等灾难事件的应急管理，辐射与生物安全事件应急管理，重大医疗纠纷应急处置等。

二、医疗风险管理内容

（一）医疗风险管理基本内容

医疗风险管理基本内容包括但不限于：基于患者安全目标的风险管理、患者就医流程风险管理、医疗资质风险管理、医疗技术风险管理、感染控制风险管理、药物应用风险管理、手术和侵入性操作风险管理、麻醉和镇静风险管理、疼痛风险管理、血液和血液成分风险管理、约束隔离风险管理、不良事件风险管理、再入院和再手术风险管理、病历记录风险管理、医疗装备风险管理、医疗信息风险管理、后勤保障风险管理、人力资源和员工工作压力风险管理等。

（二）高风险监测内容

1. 住院和急诊留观患者高风险监测内容：患者医疗风险评估、标记和干预措施，评估内容包括但不限于患者的重名风险、过敏风险、传染风险、供血风险、疼痛风险、血栓风险、跌倒/坠床风险、发生褥疮风险、交流障碍风险和营养不良风险。

2. 手术（含比照手术管理的高风险操作）患者高风险监测内容：在手术之前应当进行手术风险评估和干预措施，评估内容包括但不限于医疗管理风险评估、社会心理风险评估和手术部位感染风险评估等。

（三）医疗风险信息收集内容

包括不良事件数据收集、投诉纠纷数据收集、风险管理数据收集。

三、医疗风险管理过程

（一）医疗风险识别

1. 医疗风险识别应当遵循全面性、科学有效性、准确性、及时性、动态性、重点突出性、客观公正性、保密性原则。

2. 通过医疗机构内部反馈和收集行政主管部门、行业内经验教训等外部反馈两种途径收集相关医疗风险数据和信息，形成一个较全面的风险列表，作为识别医疗风险的基础。

3. 充分利用医疗质量管理工具帮助识别医疗风险，如头脑风暴法、因果分析图法、流程图法等。

（二）医疗风险评估

对出现在风险列表中的各项风险进行定性和定量评估并综合评分，评估需要考虑的因素有医疗风险产生的原因和来源、风险事件的后果及其发生的可能性、影响后果和可能性的因素、现有管理措施及其管理效果等。综合评分后对风险列表进行重新排序，建立本机构医疗风险事件排名表。

（三）医疗风险控制

在医疗风险评估的基础上，制定医疗风险控制措施，包括但不限于完善医疗风险管理制度、改进管理流程、加强医疗质量与安全监管、健全医疗风险预警和应急处理机制、开展全员医疗风险教育与培训、建立医院风险管理文化、改善医疗服务、定期实施医疗风险评估和总结等。

（四）医疗风险管理的持续改进

医疗风险管理是一项长期的、系统化工程，需要不断地进行风险识别、风险评估、制定风险控制措施，周而复始、不断循环并呈阶梯式上升。医疗风险管理持续改进常用的管理工具主要有质量环（PDCA 循环）、品管圈（QCC）、根因分析（RCA）等。

第二章　我国医疗风险管理现状

我国医疗风险管理虽然起步较晚，与一些发达国家相比还有一些差距，但是，我国非常重视医疗风险管理。目前，我国已经逐步建立起医疗质量与安全管理的组织体系和运行机制，并不断加以完善，取得了显著成效。

第一节　医疗风险管理的组织体系

我国医疗风险管理的组织体系建设与一些发达国家不同，具有明显的中国特色。

国家卫生健康委员会负责全国医疗机构的医疗质量与安全管理工作，县级以上地方卫生健康行政部门负责本行政区域内医疗机构医疗质量管理工作。

国家卫生健康委员会负责组织或者委托专业机构、行业组织制定医疗质量管理相关制度、规范、标准和指南，指导地方各级卫生健康行政部门和医疗机构开展医疗质量管理与控制工作。省级卫生健康行政部门可以根据本地区实际，制定行政区域医疗质量管理相关制度、规范和具体实施方案。

县级以上地方卫生健康行政部门在职责范围内负责监督、指导医疗机构落实医疗质量管理有关规章制度。

国家卫生健康委员会建立国家医疗质量管理与控制体系，完善医疗质量控制与持续改进的制度和工作机制。各级卫生健康行政部门组建或者指定各级、各专业医疗质量控制组织落实医疗质量管理与控制的有关工作要求。

国家级各专业质控组织在国家卫生健康委员会指导下，负责制定全国统一的质控指标、标准和质量管理要求，收集、分析医疗质量数据，定期颁布质控信息。省级和有条件的地市级卫生健康行政部门组建相应级别、专业的质控组织，开展医疗质量管理与控制工作。

目前，我国已经建立下列国家医疗质量控制中心：

护理管理专业、医院感染管理专业、病案管理专业、临床检验专业、病理专业、超声诊断专业、核医学专业、放射影像专业、药事管理专业、呼吸内科专业、神经系统专业、心血管系统疾病、肾病学专业、冠心病介入技术、结构性心脏病介入技术、心律失常介入专业、感染性疾病专业、肿瘤性疾病、消化内科专业、急诊医学专业、康复医学科专业、重症医学专业、产科专业、门诊管理专业、整形美容专业、麻醉专业、肝脏移植专业、肺脏移植专业、心脏移植专业、肾脏移植专业、口腔医学专业、眼科专业、脑损伤评价、人体器官分配与共享计算机系统、罕见病专业、健康体检与管理专业、儿科及小儿外科专业、疼痛专业、人体捐献器官获取。

正在筹建下列国家医疗质量控制中心：血液内科专业、泌尿外科专业、精神医学专业、耳鼻咽喉科专业、皮肤和性传播性疾病专业、外周血管介入技术、综合介入技术。

第二节　医疗风险管理的相关法律法规与指标体系

随着我国卫生健康事业的可持续发展，关于医疗风险管理的相关法律法规与指标体系正在逐步完善，包括但不限于下列内容。

一、医疗风险管理的相关法律法规、部门规章

1984 年 9 月颁布《中华人民共和国药品管理法》（中华人民共和国主席令第45 号），先后于 2001 年 2 月、2019 年两次修订，2013 年 12 月、2015 年 4 月两次修正，对加强药品管理，保证药品质量，保障公众用药安全和合法权益起到法律监督管理作用。

1989 年 11 月印发《有关实施医院分级管理的通知》（卫医字（89）第 25 号）和《综合医院分级管理标准（试行草案）》，标志着我国从医院等级评审和分级管理工作为着力点，正式开启医疗风险管理。

1994 年 2 月颁布《医疗机构管理条例》（中华人民共和国国务院令第 149 号），从医疗机构规划布局和设置审批、登记、执业、监督管理、罚则等方面对医疗机构进行加强管理。随后《医疗机构管理条例实施细则》（卫生部令第 35 号）颁布，并先后于 2006 年 11 月、2008 年 6 月、2017 年 2 月三次修正，对我国医疗机构的管理发挥了重要作用。

1995 年颁布《医疗机构评审办法》（卫医发〔1995〕第 30 号），初步规范了我国医院评审工作实施行为。

有关医院分级管理和评审政策的实施，使我国医疗机构监管工作逐步走向规范化、系统化、标准化。

1998 年 6 月颁布《中华人民共和国执业医师法》（中华人民共和国主席令第 5 号），2021 年 8 月颁布《中华人民共和国医师法》，要求"医师应当坚持人民至上、生命至上，发扬人道主义精神，弘扬敬佑生命、救死扶伤、甘于奉献、大爱无疆的崇高职业精神，恪守职业道德，遵守执业规范，提高执业水平，履行防病治病、保护人民健康的神圣职责"。规定国家实行医师资格考试制度和医师执业注册制度，制定医师培养规划，建立健全住院医师规范化培训制度，严格考核，不断提高医师专业技术水平，保证医疗质量与安全。

2000 年 4 月施行《医疗器械监督管理条例》（中华人民共和国国务院令第 276 号），明确了医疗器械范围，通过加强监督管理，保证医疗器械的安全、有效，保障人体健康和生命安全。

2000 年 11 月颁布《医院感染管理规范（试行）》，2006 年 9 月施行《医院感染管理办法》（中华人民共和国卫生部令第 48 号），以加强医院感染管理，有效预防和控制医院感染，提高医疗质量，保证医疗安全。

2002 年 4 月颁布《医疗事故处理条例》（中华人民共和国国务院令第 351 号），明确医疗事故含义、处理医疗事故原则、医疗事故分级及医疗事故预防与处置、医疗事故的技术鉴定、医疗事故的赔偿具体事宜。规定"处理医疗事故，应当遵循公开、公平、公正、及时、便民的原则，坚持实事求是的科学态度，做到事实清楚、定性准确、责任明确、处理恰当"。为做好医疗事故的预防，要求医院及其医务人员在医疗活动中，必须严格遵守医疗卫生管理法律、行政法规、部门规章和诊疗护理规范、常规，恪守医疗服务职业道德，并做好培训和教育工作。还要求医院设置医疗服务质量监控部门或者配备专（兼）职人员，具体负责监督本医院的医务人员的医疗服务工作，检查医务人员执业情况，接受患者对医疗服务的投诉，向其提供咨询服务；按照国务院卫生行政部门规定的要求，书写并妥善保管病历资料。

2002 年 7 月颁布施行《医疗事故技术鉴定暂行办法》（卫生部令第 30 号），以规范医疗事故技术鉴定工作，确保医疗事故技术鉴定工作有序进行。该办法从专家库建立、鉴定的提起和受理、专家鉴定组的组成、医疗事故技术鉴定过程及相关要求予以明确规定。将医疗事故中医疗过失行为责任程度分为：①完全责任，指医疗事故损害后果完全由医疗过失行为造成；②主要责任，指医疗事故损害后果主要由医疗过失行为造成，其他因素起次要作用；③次要责任，指医疗事故损害后果主要由其他因素造成，医疗过失行为起次要作用；④轻微责任，指医疗事故损害后果绝大部分由其他因素造成，医疗过失行为起轻微作用。

2004 年 8 月印发《处方管理办法（试行）》（卫医发〔2004〕269 号），2007 年 5 月施行《处方管理办法》，进一步规范处方管理，提高处方质量，促进合理用药，保障医疗安全。

2005 年开展了"以病人为中心，以提高医疗服务质量为主题"的医院管理年活动，对于加强医院管理，提高医疗质量、改善医疗服务、保障患者安全等方面发挥了重要作用。

2008 年 1 月颁布《护士条例》（中华人民共和国国务院令第 517 号），从规范和加强护士准入来提高护士自身素养和专业技术水平，保障医疗安全和人体健康。

2009 年 12 月颁布《中华人民共和国侵权责任法》第七章"医疗损害责任"。

2011 年 9 月颁布《医院评审暂行办法》（卫医管发〔2011〕75 号），明确提出评审原则是"政府主导、分级负责、社会参与、公平公正"，评审方针是"以评促建、以评促改、评建并举、重在内涵"，评审重点是"医疗品质和医疗服务成效"，"围绕质量、安全、服务、管理、绩效，体现以病人为中心"。

2016 年 9 月颁布《医疗质量管理办法》（国家卫生和计划生育委员会令第 10 号），从医疗质量管理与控制工作组织机构和职责、医疗质量保障、医疗质量持续改进、医疗安全风险防范、监督管理、法律责任等方面指导地方各级卫生行政部门和各级各类医院。并明确了医疗质量、医疗质量管理、医疗质量安全核心制度、医疗质量管理工具的含义。

2018 年 4 月颁布《关于印发医疗质量安全核心制度要点的通知》（国卫医发〔2018〕8 号），确定医疗质量安全核心制度是指在诊疗活动中对保障医疗质量和患者安全发挥重要的基础性作用，医疗机构及其医务人员应当严格遵守的一系列制度。

2018 年 7 月颁布《医疗纠纷预防和处理条例》（中华人民共和国国务院令第 701 号），该《条例》的颁布实施将医疗纠纷预防与处理工作全面纳入法治化轨道。《条例》第十条规定：医院应当加强医疗风险管理，完善医疗风险的识别、评估和防控措施，定期检查措施落实情况，及时消除隐患。第十一条规定：医院应当按照国务院卫生主管部门制定的医疗技术临床应用管理规定，开展与其技术能力相适应的医疗技术服务，保障临床应用安全，降低医疗风险；采用医疗新技术的，应当开展技术评估和伦理审查，确保安全有效、符合伦理。第十三条规定：医务人员在诊疗活动中应当向患者说明病情和医疗措施。需要实施手术，或者开展临床试验等存在一定危险性、可能产生不良后果的特殊检查、特殊治疗的，医务人员应当及时向患者说明医疗风险、替代医疗方案等情况，并取得其书面同意；在患者处于昏迷等无法自主作出决定的状态或者病情不宜向患者说明等情形下，应当向患者的近亲属说明，并取得其书面同意。第十四条规定：开展手术、特殊检查、特殊治疗等具有较高医疗风险的诊疗活动，医院应当提前预备应对方案，主动防范突发风险。

2019 年 3 月颁布《医院投诉管理办法》（国家卫生健康委员会令第 3 号），规范医院投诉管理部门和投诉接待、处理程序。

2019 年 7 月中国医院协会颁布团体标准（T/CHAS10-4-4—2019）《中国医院质量安全管理》第 4-4 部分：医疗管理——医疗风险管理。该标准提供了医疗风险管理的原则和通用的实施指南，规定了医院医疗风险的管理的内容，包括医疗风险管理框架、医疗风险管理内容、医疗风险管理过程、医疗风险数据归集。适用于各种类型和规模的医院，适用于医院全周期各阶段的医疗活动及与医疗相关的管理活动。

2020 年 5 月颁布《中华人民共和国民法典》第七编侵权责任——医疗损害责任。

2023 年 5 月印发《全面提升医疗质量行动计划（2023—2025 年）》，在全行业进一步树立质量安全意识，完善质量安全管理体系和管理机制，进一步健全政府监管、机构自治、行业参与、社会监督的医疗质量安全管理多元共治机制，进一步巩固基础医疗质量安全管理，提升医疗质量安全管理精细化、科学化、规范化程度，进一步优化医疗资源配置和服务均衡性，提升重大疾病诊疗能力和医疗质量安全水平，持续改善人民群众对医疗服务的满意度。

2023 年 8 月印发《手术质量安全提升行动方案（2023—2025 年）》，进一步完善手术质量安全管理体系，形成科学规范、责权清晰、运行顺畅的管理机制，提升医院手术管理能力，保障患者手术质量安全。

2023 年 9 月印发《患者安全专项行动方案（2023—2025 年）》（国卫办医政发〔2023〕13 号），从加强药品耗材安全管理、排查医疗设备设施安全隐患、规范医务人员管理、强化检查检验安全管理、严格诊疗行为安全管理、落实患者日常安全管理、提高急诊急救能力、保障诊疗信息安全、健全常态化管理体系、完善不良事件报告处理机制、提升全员安全意识、构建良好患者安全文化 12 个方面，进一步健全患者安全管理体系，完善制度建设，畅通工作机制，及时消除医疗过程中以及医院环境中各类风险，尽可能减少患者在医院期间受到不必要的伤害，提升医院患者安全管理水平。

二、医疗风险管理的相关指标体系

自 2001 年开始，在原卫生部领导下，中华医学会组织专科分会数千名专家教授编写《临床诊疗指南》和《临床技术操作规范》两套医学学术巨著，按学科以分册的形式陆续出版发行，以满足广大医务人员学习需求和提高业务水平，使诊疗行为有章可循、有据可依，不仅提高了医疗服务质量，也有利于加强医疗工作的管理。

2008 年 5 月印发《医院管理评价指南（2008 年版）》（卫医发〔2008〕27 号），

是建立我国医院管理评价指标体系的重要基础。内容包括医院管理组织机构、后勤保障管理、应急管理、医疗仪器设备管理、医疗技术管理、主要专业部门医疗质量管理与持续改进、护理质量管理与持续改进、医院安全（医疗服务安全，建筑、设备、设施安全，危险物品及要害部门安全）、医院服务等方面指标，比较系统、全面地指导医院开展全程医疗质量安全管理，尽可能消除风险，保障医疗安全。

2009年5月原卫生部办公厅印发第一批单病种质量控制指标，包括急性心肌梗死，心力衰竭，肺炎，脑梗死，髋、膝关节置换术，冠状动脉旁路移植术等6个单病种质量控制指标。截至目前，已经制定呼吸、口腔、泌尿、神经、生殖、心血管、眼科、运动、血液、精神、感染、消化系统疾病/手术以及肿瘤手术治疗、围术期预防感染、中高危风险患者预防静脉血栓栓塞症等单病种55个。

2009年10月印发《临床路径管理指导原则（试行）》，2017年8月印发修订版《医疗机构临床路径管理指导原则》（国卫医发〔2017〕49号）。临床路径诊疗项目包括医嘱类项目和非医嘱类项目。医嘱类医疗服务项目包括饮食、护理、检验、检查、处置、用药、手术等；非医嘱类服务项目包括健康教育指导、心理支持等。国家通过建立一套标准化诊疗项目和诊疗程序，达到规范医疗行为、降低医疗费用、提高医疗质量的目的。目前，国家已经制定1000多个病种的临床路径，并仍在陆续制定中。

2011年开始先后施行《三级医院评审标准》和《三级医院评审标准实施细则》2011年版、2020年版、2022年版，以医院评审为重要抓手，促进医院不断提高自我管理水平，推动医院加强内涵建设，保障医疗质量安全。评审标准将医院落实相关法律法规制度设为前置要求，实行"单项否决"；将医院资源配置、质量、安全、服务、绩效等指标的监测、DRG评价、单病种和重点专业、重点医疗技术质控等日常监测数据作为重点，引导医院重视日常质量安全管理，尽最大可能地减少医疗风险因素，有效预防医疗风险的发生。

自2015年开始，为进一步加强医疗质量管理，规范诊疗行为，促进医疗服务的标准化、同质化，国家卫生健康委员会组织制定了一系列相关专业和医疗技术质量控制指标，供各级卫生健康行政部门、相关专业质量控制组织和医疗机构在质量管理与控制工作中使用。通过对这些指标数据的收集、分析和反馈，指导医疗机构持续改进医疗质量，保证医疗安全。截至目前，国家已制定下列医疗质量控制指标：

【专业（专科）类】

1. 重症医学专业医疗质量控制指标（2015 年版）

2. 急诊专业医疗质量控制指标（2015 年版）

3. 临床检验专业医疗质量控制指标（2015 年版）

4. 病理专业医疗质量控制指标（2015 年版）

5. 医院感染管理质量控制指标（2015 年版）

6. 住院病案首页数据质量管理与控制指标（2016 年版）

7. 产科专业医疗质量控制指标（2019 年版）

8. 呼吸内科专业医疗质量控制指标（2019 年版）

9. 神经系统疾病医疗质量控制指标（2020 年版）

10. 肾病专业医疗质量控制指标（2020 年版）

11. 护理专业医疗质量控制指标（2020 年版）

12. 药事管理专业医疗质量控制指标（2020 年版）

13. 病案管理质量控制指标（2021 年版）

14. 心血管系统疾病相关专业医疗质量控制指标（2021 年版）

15. 超声诊断专业医疗质量控制指标（2022 年版）

16. 康复医学专业医疗质量控制指标（2022 年版）

17. 临床营养专业医疗质量控制指标（2022 年版）

18. 麻醉专业医疗质量控制指标（2022 年版）

19. 肿瘤专业质量控制指标（2023 年版）

20. 感染性疾病专业医疗质量控制指标（2023 年版）

21. 健康体检与管理专业医疗质量控制指标（2023 年版）

22. 疼痛专业医疗质量控制指标（2023 年版）

23. 整形美容专业医疗质量控制指标（2023 年版）

【医疗技术类】

1. 肺脏移植技术医疗质量控制指标（2020 年版）

2. 肝脏移植技术医疗质量控制指标（2020 年版）

3. 肾脏移植技术医疗质量控制指标（2020 年版）

4. 心脏移植技术医疗质量控制指标（2020 年版）

5. 异基因造血干细胞移植技术临床应用质量控制指标（2022 年版）

6. 同种胰岛移植技术临床应用质量控制指标（2022 年版）

7. 同种异体运动系统结构性组织移植技术临床应用质量控制指标（2022 年版）

8. 同种异体角膜移植技术临床应用质量控制指标（2022 年版）

9. 性别重置技术临床应用质量控制指标（2022 年版）

10. 质子和重离子加速器放射治疗技术临床应用质量控制指标（2022 年版）

11. 放射性粒子植入治疗技术临床应用质量控制指标（2022 年版）

12. 肿瘤消融治疗技术临床应用质量控制指标（2022 年版）

13. 心室辅助技术临床应用质量控制指标（2022 年版）

14. 人工智能辅助治疗技术临床应用质量控制指标（2022 年版）

15. 体外膜肺氧合（ECMO）技术临床应用质量控制指标（2022 年版）

16. 自体器官移植技术临床应用质量控制指标（2022 年版）

17. 消化内镜诊疗技术医疗质量控制指标（2022 年版）

【其他】

1. 人体器官获取组织质量控制指标

2. 临床用血质量控制指标（2019 年版）

自 2021 年 2 月开始，国家卫生健康委员会开始印发年度国家医疗质量安全改进目标，每年确定 10 个改进目标，旨在通过目标管理强化相关人员责任感，调动相关人员积极性，凝聚人心，形成合力，持续提升医疗质量安全管理科学化、精细化水平，构建优质高效的医疗质量管理与控制体系，推动医疗质量安全工作快速有序发展。

2021 年国家医疗质量安全改进目标：

目标一　提高急性 ST 段抬高型心肌梗死再灌注治疗率

目标二　提高急性脑梗死再灌注治疗率

目标三　提高肿瘤治疗前临床 TNM 分期评估率

目标四　提高住院患者抗菌药物治疗前病原学送检率

目标五　提高静脉血栓栓塞症规范预防率

目标六　提高病案首页主要诊断编码正确率

目标七　提高医疗质量（安全）不良事件报告率

目标八　降低住院患者静脉输液使用率

目标九　降低血管内导管相关血流感染发生率

目标十　降低阴道分娩并发症发生率

2022年国家医疗质量安全改进目标：

目标一　提高急性ST段抬高型心肌梗死再灌注治疗率

目标二　提高急性脑梗死再灌注治疗率

目标三　提高肿瘤治疗前临床TNM分期评估率

目标四　提高住院患者抗菌药物治疗前病原学送检率

目标五　提高静脉血栓栓塞症规范预防率

目标六　提高感染性休克集束化治疗完成率

目标七　提高医疗质量（安全）不良事件报告率

目标八　降低非计划重返手术室再手术率

目标九　降低住院患者静脉输液使用率

目标十　降低阴道分娩并发症发生率

2023年国家医疗质量安全改进目标：

目标一　提高急性ST段抬高型心肌梗死再灌注治疗率

目标二　提高急性脑梗死再灌注治疗率

目标三　提高肿瘤治疗前临床TNM分期评估率

目标四　降低住院患者围手术期死亡率

目标五　提高医疗质量（安全）不良事件报告率

目标六　提高住院患者静脉输液规范使用率

目标七　提高四级手术术前多学科讨论完成率

目标八　提高感染性休克集束化治疗完成率

目标九　提高静脉血栓栓塞症规范预防率

目标十　降低阴道分娩并发症发生率

第三节　医疗风险事件相关上报系统

我国医疗风险事件相关上报系统着力于医疗质量与安全管理，于20世纪50年代构建了第一套上报系统——法定传染病报告系统。此后，相继构建了一系列医疗质量与安全管理报告系统。

目前我国医疗风险事件相关上报系统主要有：

1. 国家医疗质量管理与控制信息网（NCIS）：包括年度全国医疗质量数据抽样调查、国家单病种质量管理与控制平台、医疗质量（安全）不良事件报告与学习平台、医院评审工作信息登记平台、医疗质量控制中心信息备案平台。

2. 全国医院质量监测系统（HQMS）：是综合运用计算机软件与网络技术，对医院上传的住院病历病案首页所有项目，特别是医疗质量数据信息进行审核、统计、分析，实现对医院医疗过程的监控。

3. 国家医疗服务数据中心，包括应急救助系统、临床路径执行情况监测平台、重点监控药品临床应用监测平台、麻醉专科能力建设综合评估系统、国家卫生健康委患者体验监测平台、满意度等20余个管理与监测平台。

4. 国家药品不良反应监测系统。

5. 国家医疗器械不良事件监测信息系统。

6. 中国疾病预防控制信息系统应用门户（含传染病及相关疾病，死亡医学证明）。

7. 国家肾脏病医疗质量控制中心（血液净化病例信息登记系统CNRDS）。

8. 国家护理质量数据平台。

第三章　医疗风险管理的发展历程

医疗风险既具有风险的一般特征，又与特定的社会、环境、心理、职业、遗传等多方面因素有关。在当今飞速发展的社会，人们对医疗技术水平的需求也不断提高，因此，为社会大众提供安全、优质、高效的医疗服务，最大限度地降低医疗风险，努力做好医疗风险管理具有十分重要的行业意义、社会意义和现实意义。

基于医疗风险管理在医院管理中具有重要的意义，也是事关社会健康稳定的民生事业，更是关系到百姓和医疗相关从业者切身利益的重要事项。因此，从有医疗风险管理的概念雏形至今，日益受到各方重视，研究逐步深入。本章将从医疗风险管理的起源、应用、涵盖范围、研究对象、体系建设 5 个方面回顾和梳理医疗风险管理的发展历程。

第一节　医疗风险管理的起源——由国外引进至国内

风险管理（Risk Management，RM）思想起源于中世纪的欧洲，发展于 20 世纪的美国，在 20 世纪 60 年代成为一门新的系统研究科学，70 年代以来在世界范围内得到广泛传播，80 年代以后在理论和实践上都取得了大量成果，主要都是应用于企业管理。之后，世界各国一致认为，医疗卫生行业具有高技术性和高风险性，也应该重视医疗风险的防范与管理，并将风险管理逐步纳入医疗管理的范畴体系。我国医疗风险管理是在国际大环境影响下由国外引进至国内，并逐步推广深入。各国医疗风险管理体系的建立与运行均与其国家体制、立法体系、医疗体系、诉讼体系、公共事业体系等密不可分，均有其独特的国家背景与发展历程。

本节仅介绍美国、英国等几个比较有代表性的国家医疗风险管理体系，以便了解国外有关医疗风险管理的概况。

一、美国医疗风险管理概况

美国的医疗风险管理是典型的行业协会合作机制，其管理架构由非政府组织（Non-Governmental Organization，NGO）与行业协会/学术团体起主导作用。国家、州政府机构、其他医疗机构协同管理医疗风险。专职机构包括 NGO 和政府机构，NGO 中比较主要的是以美国医疗机构联合评审委员会（Joint-Commission on Accreditation of Healthcare Organization，JCAHO）、美国风险管理协会（American Society for Healthcare Risk Management，ASHRM）、美国药典学会（United States Pharmacopoeia，USP）为代表的十余家非政府组织，主要负责医疗不良事件的预防与信息管理；政府机构主要是指美国卫生保健研究与质量管理机构（Agency for Healthcare Research and Quality，AHRQ），主要负责协助患者安全的相关研究，获取患者安全数据并促进卫生保健服务质量的提高。此外，医疗风险管理的合作部门还有全国患者信息与教育委员会（National Patient Information and Educational Committee），主要负责提升卫生系统质量的研究与实践、卫生服务基金与成本预算管理。按照美国的立法体系，各个州按照本州的法律设立相应机构。各医院也会专门成立医疗风险管理部门并配备相应专业人员。美国医疗风险管理上报系统有：用药差错报告程序（MREP）、用药差错报告国家数据库（MEDMARX）、警讯事件数据库（WED）、全国医疗安全网（NHSH）。美国的上报系统是强制汇报模式，系统会自动收集导致患者死亡和严重伤害的不良事件信息，自愿汇报仅作为补充。

二、英国医疗风险管理概况

英国的风险管理组织体系与美国相近，实行中央、地方、医疗机构和 NGO 四级协同管理，政府机构为主导，NGO 协同管理。2001 年英国政府建立了国家患者安全中心（National Patient Safety Agency，NPSA），下设 3 个部门。国家患者安全中心负责收集、整理、储存上报的患者安全事件报告与保密调查监测，评估伤害风险及伦理审查，通过系统报告提供反馈信息，帮助医疗机构采取预防与应对措施。NPSA 于 2004 年发布《患者安全七个步骤参考指南》，明确了患者安全的相关定义，提供了事故树、根本原因分析法等系统分析工具，同时进行相关培训工作，发布医疗风险相关的统计信息与患者安全改进措施等。英国于 2003 年建立了以政府为主导的"国家报告与学习系统"（National Reporting and Learning System，NRLS），包括风险上报机制、分类分级响应机制、反馈学习机制。同时，将公共舆论、信息安全事件等均纳入了上报范围。上报者不仅仅是医疗机构和医务工作者，还可以是患者及家属、来访者、普通市民。

三、瑞典医疗风险管理概况

瑞典实行国家、县、区三级医疗风险管理架构。1997 年成立国家公共卫生委员会（National Pan – Hellenic Council，NPHC），推出卫生保健质量监控计划（Health Care Quality Indicators Project，HCQI），建立患者安全监测系统，对住院患者的 5 个关键领域 21 个方面进行重点监测，并对监测领域、监测项目及其参考标准、计算机代码标识、指标计算方法、临床表现特点等方面做详细界定。瑞典的医疗质量管理反馈系统主要包括监控、质量保证、通信、教育、患者认证、查阅和影像七大模块。

四、荷兰医疗风险管理概况

荷兰的医疗风险管理模式是借鉴其发达的石油化工行业风险防范的成功经验发展而来的，并于 2003 年与其他部门共同制订了 *Sneller Beter* 计划，在不断实践、改进的过程中形成了较为完备的医疗风险管理体系。国家设立卫生保健检察署（Health Care Inspection Department，HCI），具体负责安全管理系统（Safety Management System，SMS）的监测和实施，并负责审查医院管理委员会提交的安全政策的年度报告与项目进展实施报告。荷兰医疗风险报告系统分为自愿与强制两种。医院、卫生保健组织、其他医疗相关机构、患者、医务人员及公众可通过邮件、电话等方式报告医疗不良事件。

五、澳大利亚医疗风险管理概况

澳大利亚是在联邦政府卫生部的统一领导下，实行联邦政府、州政府、医疗机构三级医疗风险管理架构，其中州政府直接负责医疗风险的监管。于 2001 年成立医疗质量安全委员会，各州于 2004 年后相继成立相关专职机构。各地区卫生局成立医疗监管处，评估医疗相关政策实施、绩效监督、风险控制、患者安全、医疗质量改进。医疗事件上报系统由政府制定统一标准，以州为主要负责单位，进行数据的收集及汇总。

第二节　医疗风险管理的应用——由企业推广至医院

一、企业风险管理概况

1916 年出版的法国管理理论学家亨利·法约尔（Henri Fayol）所著的《工业管理与一般管理》一书第一次把风险管理作为一项重要职能列为企业六大管理职能之一。1956 年美国学者拉舍尔·格拉尔在《成本控制的新时代——风险管理》的调查报告中首次提出了"风险管理"一词。1963 年出版的《企业风险管理》（作者：梅尔、赫奇斯）、1964 年出版的《风险管理与保险》（作者：威廉姆斯、汉斯）这两本书标志着企业开始了风险管理学的系统研究。1975 年，风险和保险协会（RIMS）成立。1992 年发布的《内部控制整合框架》和 2004 年发布的《企业全面风险管理整合框架》（简称 ERM 框架）是对风险管理研究和实践事例的总结与发展。2005 年澳大利亚和新西兰联合标准委员会发布了《澳大利亚/新西兰标准 OR：风险管理》（Australian/New Zealand Standard OR：Risk Management，简称澳新标准），明确定义了风险管理的标准程序。在各国的立法、国际组织和风险管理协会的大力推动下，企业风险管理的理念、研究、技术水平不断提高。美国系统工程研究所（SEI）把风险管理过程分为风险识别、风险分析、风险计划、风险跟踪、风险控制、风险管理沟通 6 个环节；美国项目管理学会（PMI）制订的风险管理过程为风险管理规划、风险识别、风险定性分析、风险量化分析、风险应对设计、风险监控和控制 6 个部分；COSO 的企业风险管理流程为建立内部环境、企业目标制订、风险事项识别、风险评估、风险反应、控制活动、信息与沟通和监控 7 个环节。我国国资委的风险管理流程包括 5 个环节：收集风险管理初始信息、进行风险评估、制订风险管理策略、提出和实施风险管理解决方案、风险管理的监督与改进；总部设在瑞士的国际标准组织（ISO）制定了一系列用于评估生产和服务性组织质量的标准。这些标准对确定一个供应者的产品和服务是否达到特定的质量标准提供了一般性的指导，如 ISO9000 和 ISO14000。

我国在新中国成立初期即将安全生产纳入国家建设的范畴，1953 年，劳动部、全国总工会开始定期出版《劳动保护通讯》，这是我国历史上创刊最早的一本安全生产、劳动保护工作的指导性杂志。1956 年 5 月，国务院发布了三大安全规程：《工厂安全卫生规程》《工人职员伤亡事故报告规程》《建筑安装工程安全技术规程》，自此，全国范围内企业安全生产意识开始逐步形成。我国对于现代风险管理的研究则始于 20 世纪 80 年代，当时的一些学者将安全系统工程和风险管理理论引入中国，在少数企业中开始试用并取得了一些经验，但一直没有形成系统的研究和完整的体系。2006 年 6 月 6 日，我国国务院国有资产监督管理委员会发布了第一个国内全面风险管理指导性文件《中央企业全面风险管理指引》，标志着中国走上了风险管理的中心舞台，开启了中央企业风险管理历史的新篇章。

二、风险管理在医院管理中的应用

企业风险管理从理论到实践历经萌芽、发展、成熟，人们逐渐意识到，风险管理不但适用于企业，也同样适用于政府、公共部门及医院等多种组织和团体，完全可以在企业风险管理的基本构架上进行适配性修改，应用于其他领域。西方国家从 20 世纪 80 年代开始将风险管理作为医院管理的重要内容，在理论上开始研究，在实践上也广泛应用与探索。美国是实施医院风险管理最早的国家之一，目前美国医院风险管理较为完善，已将风险管理方法应用于医院经营管理的每个环节，有严格的制度和管理程序，其风险管理由具有专业证书的风险管理者完成，与医院签约，为保险公司服务，医院风险管理与保险行业密切联系，很大程度上做了风险转移。同时，风险管理手段与现代化诊疗流程充分融合，广泛应用风险相关的计算机软件管理系统。

医院风险管理的研究在中国起步较晚，据文献查询结果，1996 年同济医科大学卢祖洵教授和湖北省医学科学院程峰研究员的《风险管理方法及其在医院管理工作中的应用》论文在国内首先发表，之后，更多关于医院风险管理的研究逐步展开。

医疗风险管理的发展离不开相关法律法规的推广与完善，与医疗风险管理相关的内容也在其中有所体现并逐步加大比重。各国根据本国国情、立法体系、卫生管理体系的不同，均有一系列维护本国医疗质量与安全、防范医疗风险的相关法律法规并不断完善。以美国为例，美国在国家立法与州立法两个层面上进行立法，共同为医疗风险管理提供法律保障。2000 年美国政府指定国家质量协调特别工作组（Quality Interagency Coordination Task Force）评估医学研究所（Institute of Medical，IOM）制订具体管理措施，主要包括 5 项内容：①要求建立患者安全中心；②建立全国性的医疗不良报告系统；③制订安全执行标准和预期值；④加强公众和患者的安全教育；⑤加强对药品上市前后的监督管理等。国会于 2005 年通过《患者安全与质量改进法案》，以此收集医疗不良事件，加快医疗风险与危险确认速度。同时，成立患者安全组织（Patient Safety Organization，PSO）与临床医师、卫生保健机构协作，共同致力于医疗风险与危害的识别。卫生部 2008 年发布《患者安全法规》，将 PSO 纳入合作卫生机构的程序，建立医院、医师与其他卫生机构向 PSO 自愿报告协作框架。

我国政府在医疗安全与风险管理理念上经历了"医疗质量管理→医疗质量与安全→医疗质量安全加风险防范"的变化，在具体措施上经历了"医法独立→医法结合探索→医法结合→医法全面结合"的过程。我国国务院于 1987 年 6 月发布《医疗事故处理办法》，2002 年 9 月试行《医疗事故处理条例》，2018 年 7 月发布《医疗纠纷预防和处理条例》，医疗纠纷处理和预防的一系列法律法规强化了医院安全与风险管理的意识。2008 年 1 月发布《护士条例》。2009 年 11 月卫生部下发《医院投诉管理办法（试行）》。2010 年 1 月司法部、卫生部和保监会联合下发了《关于加强医疗纠纷人民调解工作的意见》。2010 年 6 月试行《中华人民共和国侵权责任法》，明确了在医疗侵权中，适用过错责任原则。2012 年 2 月卫生部制定了《突发事件公共卫生风险评估管理办法》，要求各级卫生行政部门建立健全突发事件公共卫生风险评估工作制度和风险评估机制，其他医疗机构依据职责开展相应的风险评估，包括日常风险评估和专题风险评估，并根据风险评估结果，做好风险沟通、预警发布、风险控制等风险管理工作。2019年12月发布了《中华人民共和国基本医疗卫生与健康促进法》，这是我国首部卫生与健康领域的基础性、综合性法律。该法总结了我国医药卫生体制改革的经验，落实了国家在基本医疗卫生与健康促进方面的战略部署，作出了顶层的、制度性的、基本的安排，对医患双方的安全及应急体系的建设等都作出了规定。2021年8月发布了《中华人民共和国医师法》。

通过一系列法律法规的不断完善，借鉴国外的理念和做法，结合我国实际情况，风险管理越来越得到重视并更多地运用于我国医院的医疗质量与安全改进。各级医院逐步开始应用医疗风险管理理念不断推进和普及医疗风险意识、明晰风险管理方法、丰富风险管理措施、构建风险管理组织体系、完善风险管理流程环节，不断将医疗风险管理引向纵深。

第三节　医疗风险管理的涵盖范围——从狭义到广义

医疗风险管理涵盖的范围在国内外广大学者的共同探索下不断地充实和完善。

首先，现代医学模式早已拓展为生物－心理－社会模式，健康的概念也拓展为生理、心理及社会适应内容。所以，医疗风险可能导致的损失不仅仅是机体生理上的伤害，还包括心理和社会适应的伤害与损失。其次，风险是不以意志为转移而客观存在的，由风险引发的损失具有不确定性。医疗活动过程中可能会导致的健康损失、经济损失、行政处罚、不良社会影响等任何一种损失都应计算在内。第三，诊疗活动涉及患者方、医疗方两个方面，后者又可分为医疗机构、医疗服务提供者两个层面。医疗活动中可能造成的健康损失不都是波及患者的，医务工作人员有时也难以幸免。医疗风险所带来的经济损失也可能由患者、医疗机构、医务人员三者共同承担。

通过文献总结，目前医疗风险管理的涵盖范围主要集中在6个方面：①医院管理体系方面；②具体风险类别方面；③具体疾病或个体患者方面；④危机灾害和突发公共卫生事件方面；⑤医疗风险管理战略和决策方面；⑥医疗风险管理方法学的研究和应用方面。

第四节　医疗风险管理的研究对象——从表面到深入

医疗风险管理的研究对象可以分为与医疗直接相关及与医疗非直接相关两大部分。

与医疗直接相关的部分，体现出日益系统化、精细化、深入化的趋势。从医院到科室到医护，涵盖医院、科室、个人3个层面，日趋体现出多部门、多科系、多专业、多病种、多环节、多方式的特点。从患者到家属到社会群体，涵盖直接受众、间接受众、隐形受众，体现出日趋多维度、多因素、多角色、多角度、多联动、多关注的特点。

与医疗非直接相关的部分，体现出日益全面化、拓展化、延伸化的趋势。从最初狭义的医疗风险管理已拓展到涵盖医疗、护理、医辅、药事、院感、医保、科研、教学、设备、财务、后勤、环境、物业、信访、伦理、人文、宗教、媒体、数据信息、法律法规、疫情、战争、灾害、突发事件等各个方面，日趋体现出多方面、立体化、全覆盖的特点。

医疗风险涉及的人群从最初的医护人员与患者及家属，拓展为医生、护士、医辅人员、机关后勤人员、医院管理者、物业从业者（保安、保洁、导医、导乘、陪检、陪护等人员）、医院外包服务从业者（网络信息化工程师、设备维护工程师、工程建设维修人员、食堂工作人员、停车场工作人员、超市工作人员等）、实习见习学生、培训进修人员以及患者、家属、记者、律师、保险部门从业者（医保、商保、医责险等）、卫生行业主管部门及政府其他相关部门的从业人员、相关社会组织人员、专家名人大V、社会群众百姓等各个层级、各个专业、各个方面的人员群体。

研究范围从工业风险管理体系到医疗风险管理体系，从含糊不清的全口径医院风险管理到按照医院等级与类别、风险来源、发生过程、风险性质、涉及人群等多维度的分门别类研究。研究范围具体细分为：公立医院、民营医院、不同等级医院、综合医院、专科医院、体检机构、月子中心、血透中心、检测中心、典型个案等。

研究方向更加发散、拓宽、融合。一是从单一风险管理逐步拓展至综合风险管理，综合了自然科学与社会科学、工程技术与管理科学等多学科和多领域，成为多学科交叉的前沿管理领域。二是逐步将风险管理纳入国家的各项规范与发展规划中，将防范各种潜在的风险因素整合到日常管理、发展规划中，深入基层，纳入基础，防患未然。三是伴随医疗技术的更新迭代、社会民情的多元变化，风险管理关注的重点由传统风险因素向新风险因素转变。

第五节　医疗风险管理的体系建设——从一元到多元

医疗风险的管控是一个系统工程，需要医患双方和全社会的共同参与。

医疗风险管理体系建设应具备以下特点：

一是防控观念的系统性。大多数医疗风险是可控可防的，但必须人人参与。即医疗服务涉及的每一个角色，如行业管理者、医务人员、医院管理者、患者、家属、司法体系等，都是医疗风险防控的参与者，缺一不可。

二是管理思维的系统性。沿着理论指导、技术方法、实践效果的思路，对医疗风险防控的国际经验、可采用的主要技术、现实转化过程进行较为详尽的介绍与分析，能够满足不同研究者多方面的需求。

三是管理举措的系统性。理论必须不断与实践相结合，才能推动管理能力螺旋式上升，立足于医院管理实践。

医疗风险管理体系经历了从一元独立到系统整合，从各自为政到衔接融合的过程。既往通常使用品管圈、PDCA、流程图、分析图、思维导图、检查表、调查表、5S等应用工具；项目管理、个案追踪、系统追踪、头脑风暴、矩阵法、清单法、风险指数法、层次分析法、概率统计法、敏感性分析法、决策树分析法、贝叶斯定理法、模糊数学法、综合评价法、专家评估法等方式方法；减少麻醉恢复室患者安全转运失效模式发生、构建医院感染风险管理与预警体系、评估急诊转运风险等级、预防 ICU 患者非计划气管插管拔管、降低非预期不安全事件发生等单项管理办法。最初大多是对单项业务、单独学科、单个事项、单一环节、单项指标的评价与分析，后来逐步发展形成了较为系统和完善的应用工具，如失效模式与效应分析法、根因分析法、德尔菲专家咨询法、三层 BP 神经网络、三维质量结构模型、SWOT 分析法等。通过各种应用工具、方法办法、结构模型的不断丰富和应用，医疗风险管理已发展为具有初步理论支撑与实践经验的八大管理体系框架，包括：识别感知体系、评估预警体系、防范控制体系、风险分担体系、组织管理体系、档案记录体系、教育培训体系、风险文化体系。各体系之间互相融合、互为依托、互相衔接、互为参考、互相转化、互为因果。

一、识别感知体系

风险感知的概念是 1960 年哈佛大学 Raymond Bauer 教授从心理学中引申出来的，用以研究消费者行为。随后，英国皇家学会提出了风险感知的定义，风险感知是人们对威胁和收益的信念、态度、判断和情绪，以及更广泛意义上的文化和社会倾向。现有风险感知的文献表明，其概念包含两个重要因素：其一，风险感知强调的是主观体验；其二，风险感知的两个关键特征就是不良事件发生的不确定性以及结果的严重性。

临床风险识别是临床风险管理专业人员发现和确认可能造成患者事故性损伤和医疗机构风险损失的临床不良事件的过程。临床风险识别，是通过各种不同的、相互补充的"临床风险识别系统"来实现的。目前，国际上通常应用的临床风险识别系统有正式和非正式之分，临床不良事件的报告有强制与自愿之别。其中，临床事故报告是一种最传统、最常用的临床风险识别方法。通过临床事故报告，医护人员可以汇报那些背离或低于临床规范标准的临床差错、疏忽、错误和违规等不安全行为，以及患者的事故性损伤、医护人员的故意侵权和犯罪行为等。其他的临床风险识别机制还有"临床警戒事件跟踪""临床不良事件报告""临床异常事件筛查"和"失误模式与效果分析"等。这些临床风险识别方法日益得到普遍采用。除了各种临床风险识别系统以外，临床风险管理专业人员还可以使用多种信息资源识别各种潜在的临床风险。

二、评估预警体系

（一）国外评估预警体系发展历程

美国是最早从国家层面建立医疗风险预警体系的国家之一，通过建立全国性医疗差错报告系统、成立患者安全中心、制定安全执行标准和预期值、提高对信息技术的应用逐步建立起较完善的医疗风险预警体系。英国通过建立"国家患者安全中心"来实施风险预警，中心的主要目标是主动查找管理漏洞，倡导推动"畅所欲言、管理开放"的大环境，鼓励临床一线人员积极主动的报告医疗安全不良事件，以总结经验教训，改进医疗流程。荷兰的研究者通过制定医疗风险防控计划、风险经常发生的重点部位和重点环节、风险发生的影响因素、风险发生的概率以及评估风险造成的影响，全面熟悉风险管理的全过程，制定风险管理的规范。澳大利亚的学者重点研究在医疗风险管理中产生医疗风险的相关要素，包括宏观层面和微观层面，宏观层面的制度因素、组织因素、管理因素、工作环境因素，微观层面的团队因素、任务因素、患者因素等。新西兰政府从立法的角度规范医疗安全不良事件的处理，通过成立"健康与残疾委员会（HDC）"改革医疗诉讼体系，解决医疗诉讼中存在的缺陷。瑞典对患者从"警戒性事件、医院感染、术后并发症、其他相关不安全事件"等方面进行检测，通过研究制定医疗风险控制模型来提高对医疗风险的预警功能。同时通过控制药品比例、辅助用药等措施加强合理用药监管。

（二）国内评估预警体系发展历程

1.风险指标的量化：国内众多研究学者运用德尔菲法、因子分析等方法手段来构建医疗风险指标，并对指标进行量化处理，最终建立医疗风险关键影响因素的指标体系。有的学者应用德尔菲法构建医院管理因素、医疗因素、资源因素、外部因素等一系列医疗风险指标，包括 4 个一级指标、16 个二级指标和 45 个三级指标。有的学者通过因子分析法，将不同医疗风险的影响因素进行比较分析，用 Borda 序值法进行赋值分析：工作超负荷风险发生概率最高，操作不当造成的后果最大。有的学者通过对医疗风险影响因素的有序多分类 Logistic 回归分析，得到各个影响因素与医疗风险之间的联系以及所引起风险的概率变化，探讨根据其影响数值来指导医院加强医疗风险管理。

2.信息技术与风险指标的结合：随着信息技术的发展，通过信息技术能够实现有效的数据采集，帮助管理者对全院的医疗质量指标进行监控，为医疗管理者提供参考。通过医院信息系统平台进行数据挖掘，与医院信息系统数据库相结合，将临床实验室检验报告系统（LIS）、医学影像诊断报告系统（PACS）等医技平台的数据接入电子病历（EMR），通过设置临床危急值报警阀值进行实时提醒，构建医疗风险预警指标体系和医疗质量控制模型，通过数据的采集、统计、分析、评估、预警、干预等建立医疗风险指标数据库、预警等级数据库、风险干预数据库等，提高预警机制运行的效率，提高患者安全管理水平。

三、防范控制体系

如果医疗风险无法避免，就需要采取相应的控制策略或措施，以尽量减轻患者安全事故发生的可能性及其后果的严重程度。医疗风险预防作为风险防范控制体系的重要组成部分发挥着重要作用，是一种可以降低、却不能完全规避的医疗风险控制策略。包括医疗风险回避、医疗风险损失控制、医疗风险自留、医疗风险转移、医疗风险分担等几个方面。

建立风险防范控制体系的意义在于降低患者安全事故或医疗不良事件发生的可能性或发生频率。医疗风险的防范控制工作是绝大多数临床风险管理项目的核心内容，具有积极性、主动性、前瞻性。医疗风险的防范控制包括：从人员录用层面严格执行医护人员录用考核及培训标准；从诊疗活动执行层面要严格遵守各专科诊疗指南、患者安全指南、健康宣教、安全培训、与医疗护理相关的政策法规与流程规范的执行；从社会人文伦理层面要注意知情同意、沟通风险控制、临终医疗、临床教学与科学研究、遗体器官捐献等伦理冲突的风险可能性；从个案特例层面要注意高危时段、高危环节、高危人群、高危病种等。事实上，在医疗机构运行管理过程中，所有传统的和新型的临床医护人员不安全行为的阻隔、阻断、控制、消减、防御、消除机制，无论正式的或非正式的，都属于医疗风险防范控制体系的范畴，例如双重检查的工作程序、"三查八对"用药原则、医嘱复述规则、备班备岗二线值班、备用设备、备用电源等等。

四、风险分担体系

只要开展医疗活动就一定伴随着医疗风险，医疗风险无法彻底消除，因此，在尽最大努力避免风险的发生之外，建立有效的风险分担体系就显得尤为重要。医疗风险的分担模式主要包括医疗责任风险和经济损失风险。前者可以通过执行会诊制度等转移或分担责任，减少风险。经济损失风险的分担可分为患方筹资分担模式和医疗方筹资分担模式。

虽然《医疗事故处理条例》已经规定：不属于医疗事故的，医疗机构不承担赔偿责任。理论上医疗方筹资的风险分担模式完全可以由医疗责任保险来构成，但现实社会生活中风险分担模式很难统一。首先，医疗责任险远远不够分担医疗风险。我国目前的医疗责任险只是负担针对医疗过失和医疗事故赔偿，而实际上医疗纠纷经济赔偿中大部分是非医疗事故或未被申请鉴定，得不到保险公司赔付的。其次，医疗责任保险尚未覆盖全部医疗机构，虽然已大面积推广，但尚未在国内全部普及。第三，目前的医疗责任保险均属商业保险，具有一定的不确定性。第四，自筹风险基金。目前也有一些地区尝试自筹风险基金的模式，通过多家医院或相应专业医生个人联合筹建医疗风险基金来赔偿经济损失，或在医院内部统一筹建风险基金以赔偿损失。

由于医疗风险客观存在，只能尽量避免而无法完全消除，积极探索建立医疗风险分担体系非常必要。医疗风险分担体系是化解医患矛盾的重要手段，事实也证明医疗意外险和医疗责任险相辅相成，同时也要不断完善第三方调解机制，各方面多种手段方法共同应用才能不断提升医疗风险的分担，减轻各方压力与损失。

五、组织管理体系

建立健全医疗风险管理组织体系是做好医院风险管理的保证，能够使医疗风险管理更加专业化和规范化。

医疗风险管理发展至今，比较主流的组织管理体系是设立医疗风险管理三级体系，实行统一领导、分级负责的模式，最大限度地保障风险管理有序全面开展。①决策层：医院质量与安全管理委员会。定期对全院医疗、财务、纠纷等各方面风险进行综合排查，指导不同层级、不同岗位的风险评估和处理，并持续改进形成长效机制；②管理层：各行政职能管理部门。按照决策层的指导方向，对本部门职能范畴下的风险进行严格管控，包括定期风险识别和评估，制订风险管理制度和风险预案，并对制度和预案的实施执行情况进行监督、检查、反馈、研讨、修订、增补；③执行层：各临床医辅科室。作为风险管理的一线部门与岗位，对本科室员工开展培训，增强"主动上报不良事件"的意识与能力，提高风险识别的及时性、有效性与全面性，并定期将风险项目情况上报给相应的行政职能部门，作为重要成员参与风险的评估、处理及效果评价。

设置医疗风险管理员岗位成为当前及日后较为先进的组织管理体系设置，可以充分发挥风险管理员的专业评估职能、指导干预职能、整合教育监督等职能。医疗风险管理员可系统收集医疗风险的发生背景、过程和后果影响等信息，从中了解医疗风险现状及特点，研究医疗风险的早期征兆、成因规律、分布领域等。一方面，能够了解各种风险所占的比例，从而更好地化解、分散风险，进而提高医疗质量。另一方面，能够与其他相关组织互相借鉴，避免同样的案件重复发生。构建相关的资料库，进行信息的整合，做相关的调研，进行风险评估、风险转移，为医患双方的合法权益提供有效的帮助和指导。

六、档案记录体系

加强医疗风险管理档案记录体系的建设，对医院管理的改进、业务水平的提高、医疗风险的降低有着非常重要的意义。医疗风险管理档案记录体系是对医院风险档案的规范化记录和管理，一方面能够有效监督医院的运行、管理，提高医院的工作效率，为医院发展和医疗改革提供重要的参考依据。另一方面，风险档案对医疗过程的详细记录，决定了其是发生医疗事故或者医疗纠纷时的重要法律凭证和原始证据，是确定医院、医生是否存在过失的重要证据资料。

（一）管理性文件

管理性文件的主要作用是对医院的风险管理程序和过程进行全面记录，使医院的风险管理有据可查，从而使医院风险档案管理的工作效率得到保障与提高。管理性文件主要指对医院的风险管理具有重要意义的资料文件。具体可以分为风险管理程序文件、风险管理目标文件、风险管理委员会及各分会的责任授权以及变动文件、任务报表文件、事故报告文件、法律法规文件等。

（二）操作性文件

主要指对医院内各项事务资料、指标、医院的风险管理决策、实施情况和实施结果等相关资料进行收集的档案。具体可分为：资料性收集档案、指标档案、风险确定档案、改进措施档案、实施档案、有效性测量档案，群体事件处置过程记录，风险报告和培训资料等。其中资料性收集档案是指医院患者相关病历资料、医疗事件（员工伤害、药物不良反应，暴力事件等）、风险调查监测等相关资料。指标档案是由国家、医院确定的风险指标的档案。风险确定档案以及改进措施档案是指院内相关部门对医院内的风险进行评估和预期的相关资料。实施档案以及有效性测量档案是指针对相关的风险改进措施的落实情况以及实施效果的相关资料。群体事件处置过程记录是指医院在安排处置群体性事件和大范围暴发的感染事件过程的详细记录以及领导处置批示记录等。风险报告培训资料是指通过记录医院风险管理措施来实现对医院风险进行持续改进的资料。

（三）决策性文件

主要是指医院针对风险问题提出的改进措施和落实情况等方面的相关资料。主要包括风险管理部门在与其他部门进行交流时发现的问题和接收到的意见反馈，据此提出的风险趋势预测和相关改进措施，以及这次措施的有效性评价。

七、教育培训体系

构建较完备的分层次、分类别、广覆盖、多频次的医疗风险管理教育培训体系是做好医疗风险管理的可持续动力。医疗风险管理的执行者是人，尤其是医院三级管理体系中的人，因此，对这些人员乃至全院人员、相关人员进行体系化、规范化、常态化的风险管理教育十分必要。

医疗机构应通过对不同对象开展形式多样的培训，不断提高医务人员临床服务能力与医患沟通能力，提升医疗风险防范意识和医疗不良事件的处置能力。通过开展各种临床业务能力培训，提升应对风险的能力与水平。通过开展医疗纠纷预防和处理讲座、医患沟通技巧、优质服务规范等医学人文、服务能力等方面的课程，提升医务人员及相关人员的综合素养和综合能力。通过广泛合理安排新入职员工到医院职能部门轮转学习，以干代培，快速提升岗位新人的风险识别能力与处理能力。通过积极鼓励各级各类人员参加继续教育、学术会议、质控检查、行业互检、医院评审、卫生监督执法调查、医疗纠纷争议案等锻炼队伍，从而增加人员医疗风险管理能力。

尤其要注重医疗风险管理员的教育与培训。作为医疗风险管理员应该掌握临床医疗风险管理的基本方法，学会使用相关的风险管理工具及风险化解方法，如回避风险、转移风险、自留风险等；同时要对风险信息进行收集、整理和分析；能够对风险正确评估、预警和监控，填写特定风险报表，对上报的医疗差错做统计分析，给出统计报告。对发生率高、易对患者安全造成危害的事件，及时组织会议，发布相应警告，并给出指导建议，推动医疗机构在以后的工作中吸取教训，不断改进。

八、风险管理文化体系

任何行业、任何事业都需要内化于心、外化于行的文化力量作为长久持续发展的内生动力，医疗风险管理亦是如此。

（一）医疗风险管理文化的内涵与意义

医疗风险管理文化是通过医院的风险管理战略、风险管理制度以及广大员工的风险管理行为表现出来的一种企业文化，是医院在医疗活动和运行中逐步形成的风险管理理念、哲学和价值观。

良好的医疗风险管理文化是将风险管理理念贯穿于医院业务的整个流程，变高深抽象的风险管理理论为现实生动的企业文化，培养全体员工风险管理的自觉意识和行为习惯，使风险管理体系不仅有其形，且具其神，可以确保风险管理机制有效发挥，政策和制度切实贯彻执行。

医疗风险管理文化实质上就是通过倡导和构建医疗安全文化，来抵御和化解医疗风险，从而达到消除或减少风险对医院和患者的危害和经济损失。因此，医疗风险管理文化实质上就是医疗安全文化，开展医疗安全文化建设，提高全员安全文化素质，是实现医疗安全工作良性循环的保证，是医疗安全发展的基础。

（二）医疗风险管理文化的发展历程

现代意义的安全文化最初是由科技界安全专家提出来的。1986年苏联切尔诺贝利核电站由于人为原因发生爆炸，酿成核泄漏的世界性大灾难，由此国际核安全咨询组（INSAG）提出核电站"安全文化"概念，此后安全文化研究在自然科学界和人文社会科技界都得到了大力发展。德国社会学家乌尔里希·贝克1986年出版的德文著作《风险社会》（*Risk Society*）中，系统地提出了"风险社会理论"，并且对"风险"的内涵做了更深刻的阐述。1991年，国际核安全咨询组又提出了《安全文化》报告（INSAG-4），把安全文化概念得以定义并且得到世界多数行业专家的认同。1994年该机构又制订了评估安全文化的方法和指南（《ASCOT指南》，1996年修改），对安全文化的政府组织、运营组织、研究机构和设计部门等问题进行了详细规定。

因医疗行业也属高风险行业，所以，核工业、化学制造业的安全文化及管理经验引起了医疗界的高度重视，安全文化开始引入医疗卫生行业。为此，国际相关机构相继逐步建立医疗安全不良事件报告系统。

2002年5月，第55届世界卫生大会呼吁WHO成员国密切关注患者安全问题，建立和加强增进患者安全和提高保健质量所必需的科学系统，包括对药物、医疗设备和技术进行监测。WHO建议，建立不以惩罚为手段的意外事件报告系统是建立医疗安全体系的第一步。

2003年，Singer等人提出"安全文化"的概念。2004年5月，第57届世界卫生大会再次讨论患者安全问题，决定成立"患者安全国际联盟"。2004年9月，首届患者安全国际联盟大会在我国上海召开。我国代表就中国患者安全所面临的挑战，介绍了我国政府和相关部门为提高医疗质量，保证医疗安全，保护人民健康所采取的一系列措施。会后，世界各国按照WHO的倡议，采取多种有效措施，积极开展保障患者安全活动。

我国2005年4月开始，在全国组织开展了"以病人为中心，以提高医疗服务质量"为主题的医院管理年活动，其中一项重要工作目标就是尊重患者权利，保障患者安全。同时发布《医院管理评价指南》，确立医院管理工作的重点是"质量、服务、安全、费用"，标志着我国医疗卫生系统将安全文化纳入医院文化。

2006年12月，中国医院协会在充分借鉴国际先进经验和深入分析我国医疗卫生工作实践的基础上，首次提出了我国"2007年患者安全目标"。内容包括：①提高医务人员对患者识别的准确性，严格执行三查七对制度；②提高病房与门诊用药的安全性；③建立与完善在特殊情况下医务人员之间的有效沟通，做到正确执行医嘱；④建立临床实验室"危急值"报告制度；⑤严格防止手术患者、部位及术式错误的发生；⑥严格遵循手部卫生与手术后废弃物管理规范；⑦防范与减少患者跌倒、褥疮事件的发生；⑧鼓励主动报告医疗不良事件。此举意义重大，表明我国"医院安全文化"开始从"犯错是可耻的事，犯错误的人应该受到责备、羞辱或批评，甚至面临更严重的处罚"的传统观念向现代安全文化理念的转变。

中国医院协会公布"2008年患者安全目标"行动内容，将"鼓励患者参与医疗安全"纳入目标之一。2008年，卫生部医政司委托中国医院协会建立了"医疗安全（不良）事件报告系统（试行）"（以下简称报告系统），标志着中国版自愿、非处罚性的不良事件报告系统的正式建立。

在此之后，国家卫健部门相继开展了"平安医院创建""大型医院巡查""医疗质量万里行""关于推动公立医院高质量发展的意见""三级公立医院绩效考核"等系列工作，制定并颁布新的等级医院评审标准、出台《医疗质量安全事件报告暂行规定》等一系列标准和规定，把医疗风险管理的相关内容纳入医疗卫生行业管理的各项工作中，使医疗风险管理文化得到进一步强化。

综上，我国卫生行政部门通过下发文件、制定标准、完善规定、明确流程、检查评比以及开展各类活动、运用多种形式、搭乘各种载体、利用各种抓手、多方共同联动，逐步把医院风险管理融入医院文化中，把国际上最先进的医院风险管理义化潜移默化地融入我国医院风险管理文化建设中，逐步形成了与国际接轨兼具中国特色的医院风险管理文化，逐步摒弃了传统安全观念，形成现代医院风险管理文化理念，建立和完善自愿非惩罚性医疗不良事件报告与强制性医疗不良事件报告相结合的体系，形成重视系统错误而非追究个人责任的医院风险管理文化氛围，使医院风险管理文化建设进入健康发展的新轨道。

第四章　医疗风险的管理体系与实践

第一节　医疗风险管理组织架构组成及职责

一、医疗风险管理目标

通过医疗风险管理来规范诊疗行为，规避医疗风险，杜绝差错事故，保障医疗安全，强化医院功能以及促进协调发展。具体目标为：

1.以医院总体为出发点，全面分析医疗风险因素，尽可能早地发现风险点并预防其发生，将全院损失降至最低。

2.加强职能部门之间的协调配合能力，认真履行监管职责，做好全面的监控风险工作。

3.各科室要不断提高诊治水平，同时提高医患沟通能力，增强服务意识，尽量避免医疗事故和纠纷的发生，做到让患者满意。

4.进一步加强全院医疗风险教育，强化全体员工的医疗风险意识，促使各部门、各科室逐步建立起符合医院医疗风险管理模式和运行机制。

二、医疗风险的管理组织

医院有健全的医疗风险管理组织，实行"两级组织、三个层面、四级网络"的风险管理保证体系。

1.院科两级风险管理组织。医院各质量与安全管理委员会及相关质量管理委员会、职能部门为院级医疗风险管理组织；科室质量与安全管理小组、各临床医技科室质控员为科级医疗风险管理组织。

2.决策层、控制层、执行层的3个层面风险管理。医院质量与安全管理委员会及相关质量管理委员会是医疗风险管理的决策层，负责医院质量及风险管理的决策；职能部门为医院医疗风险管理的控制层，通过定期、不定期的监管来监督、控制各科室医疗风险因素的发生；科室质量与安全管理小组、各临床医技科室质控员为医疗风险管理的执行层。

3.医院质量与安全管理委员会及相关质量管理委员会、职能部门、科室质量与安全管理小组和各临床医技科室质控员构成4个不同层面的网络监管医疗风险形式，统称为医院风险管理的四级网络体系。

三、医疗风险管理的组织架构

医疗风险管理的组织架构如图4-1所示。

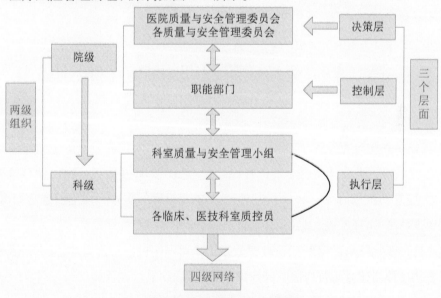

图4-1　医疗风险组织架构

四、各级医疗风险管理组织职责

1.医院质量与安全管理委员会及相关质量管理委员会通过定期对医院医疗风险现状组织调查、选题、设立目标、原因分析、制定对策、组织实施、效果检验和持续改进来开展日常风险管理工作。院长是医院医疗风险管理的第一责任人，以行政 / 质量查房形式完成院级风险质控的日常工作。

2. 职能部门通过参与行政 / 质量查房及定期职能监管完成院级风险监管、控制工作。

3. 各临床、医技科室设立科室质量与安全管理小组，由科主任担任组长，科室其他医护人员担任各质控小组质控员。科主任是科室医疗风险管理第一责任人，通过每月召开科室质量与安全管理小组会议，组织全员学习现有的操作规范、流程指南，贯彻落实医疗核心制度，避免可预测的医疗风险发生。如果科室发生新的医疗风险因素，应立即召开专题会议，查找、讨论、分析并寻找有效的解决办法。若各科室可自行解决者自行解决；若解决不了的，应立即上报至相关职能部门，等待院里协调解决。

4. 各级医务人员的医疗风险管理是医疗风险管理的主体，应全员参与，全员控制。

第二节　医疗风险管理组织运行机制

我国医疗风险管理起步较晚，缺乏完善的医疗风险预警监控体系和大样本的数量库支持。因此，通过健全的医疗风险管理组织的体系搭建，提出针对各项医疗风险因素的改进意见，督促科室整改并制订相应的医疗风险管控方案，形成医疗风险管理闭环控制，是目前可行性较高效果较好的管理方式。

1. 规章制度建设。建立完善的资质授权管理制度，卫生技术人员应依法执业，使用经批准的药品、医疗器械、耗材开展诊疗活动，开展的医疗技术应符合医疗技术临床应用管理要求；建立全员参与、覆盖临床诊疗服务全过程的医疗、护理质量管理与控制工作制度，严格落实医护核心制度；建立和完善不良事件报告、医疗安全管理、医疗投诉纠纷处理等相关工作制度、应急预案和工作流程，加强医疗质量重点部门和关键环节的风险管理，落实患者安全目标；建立完善包括医患沟通、知情同意、保护隐私在内的患者权利保护制度，充分尊重和保护患者的各项权利；建立并形成信息管理、物资管理、设备管理、后勤保障等相关风险保障机制，做好整个管理环节的衔接。

2. 进行必要的培训。医疗风险管理培训应覆盖包括临床医生、护士、技术人员、行政管理人员、后勤保障人员在内的全体工作人员，通过培训，使之了解风险管理知识、掌握风险处置能力。培训的内容包括医疗质量安全制度培训、患者安全目标培训、法律法规和国家政策培训、临床诊疗规范常规培训、应对高风险情况的医疗技术能力培训、应急预案培训、医学人文培训等。

3. 建立相适应的应急管理体系。重点在公共卫生事件、各类急危重抢救、突发医疗不良事件、火灾事件、辐射与生物安全事件、重大医疗纠纷、高风险诊疗活动等的应急管理体系建设，建立应急管理组织架构、制定相应的应急预案、进行充分的应急演练和根据演练中发现的问题不断改进应急管理。

4. 实现医疗风险闭环管理，不断提升医疗风险管理水平。医院每月根据投诉纠纷和不良事件上报情况进行分析研究，发现诊疗质量或环节等高风险因素，提出整改意见并督促相关职能部门和科室进行整改。同时，医院每半年召开医院质量与安全管理委员会，将各质量与安全管理委员会发现的各项医疗风险事件进行院内讨论分析，结果将与医师及科主任绩效考核、医德医风考评等评优评先挂钩，并将结果在院务会进行通报。

第三节　各级质量控制体系监管内容

一、院级质量控制体系实施

医院质量与安全管理体系应将医疗风险管理写入核心制度内，并制订医疗风险管理方案，成立由医院院长为主任委员的医院质量与安全管理委员会，下设各个质量相关委员会（质量小组），成员包括各职能部门负责人，科室主任、护士长、律师、学者等。同时，各职能部门作为各项医疗质量的监管部门，代表院级行使日常的监管考核工作，其中包括医疗风险的监控。部分考核实施细则详见表

4-1~表4-6。

同时，由质量管理部牵头负责，利用医院各职能部门的检查结果，定期编发医院质控简报，为分析质量缺陷成因、持续改进质量和院领导决策提供依据。

【案例展示】

质控简报目录

第一部分　质量指标完成情况

第一节　医院运行指标汇总

第二节　各科室指标完成情况

一、出院人数

二、平均住院日

三、病床周转次数

四、床位利用率汇总

第三节　各科室二级监管成绩汇总

第二部分　各职能部门质量管理考核情况

第一节　质量管理部质量考核

一、院领导质量查房工作总结

二、医疗质量（安全）不良事件管理

第二节　医务部质量考核

一、国家医疗质量安全改进目标

二、医疗服务能力

1.收治病种数

2.收治术种数

三、医院质量指标

1.住院患者出院后 0 ~ 31 天非预期再住院率

2.手术患者术后 31 天内非预期重返手术室再次手术率

3.死亡指标

四、医疗安全指标（医院获得性指标）

五、病案质量管理

1.病案首页质控

2.运行病历质控

3.病案管理质控指标

4.病历超期归档

六、二级监管总结

1.医疗风险管理

2.诊疗管理

3.合理用药

4.临床路径管理

七、单病种管理

八、择期手术管理

九、输血质控管理

第三节　护理部质量考核

一、各科室护理二级监管考核得分

二、护理专业质量管理

1.危重症患者护理质量管理

2.护理行政管理

3.安全输血护理质量管理

4.优质护理服务与健康教育宣教质量管理

5.围手术期护理质量管理

6.护理文件书写质量管理

7.安全质量管理

8.急救质量管理

9.消毒隔离质量管理

10.药品质量管理

11.病区质量管理

12.护理风险管理

13.培训质量管理

三、重点问题分析

四、下个月质控重点

第四节　医院感染管理科质量考核

一、各科室二级监管成绩汇总

二、各科室主要存在的问题原因分析与整改

  1. 基本要求

  2. 消毒隔离管理

  3. 无菌管理

三、专项质控检查

  1. 手卫生依从性

  2. 多耐药与抗菌素监测

  3. 环境卫生学监测情况

  4. 目标性监测

  5. 医疗废物管理

四、医院感染管理医疗质量控制

五、下个月质控重点

第五节　药剂科质量考核

一、本月质控情况

二、全院药品使用相关数据指标完成情况

  1. 抗菌药物使用情况

  2. 抗菌药物使用强度排名前三的科室专项分析

  3. 抗菌药物金额排名前十通报

  4. 国家基本药物使用情况

  5. 重点监控药品双十相关情况分析

三、专项管理情况分析

  1. 处方、医嘱点评管理情况

  2. 门诊处方点评分析

  3. 住院患者病历医嘱点评

  4. 围术期预防用抗菌药物点评

  5. 特殊药品管理

  6. 药品储存监管

7. 药品调剂监管

8. 药事管理专业医疗质量控制

9. 药品不良反应监测上报情况

四、下个月质控管理重点

第六节　预防疾病控制科质量考核

一、传染病报告及管理

二、肿瘤病例及慢病报卡情况

三、死因监测管理

四、职业暴露管理

第七节　医保科（物价办、编码室）质量考核

一、各科室医保（包含编码）质量管理

1. 医疗服务能力和低风险病组死亡情况

2. 病案首页编码质控

二、超医保限制用药分析及整改

三、各科室物价质量管理

1. 综合管理

2. 收费管理

3. 价格公示制、费用咨询查询制、费用清单制

4. 各科室物价管理二级监管成绩汇总

5. 问题原因分析及整改措施

6. 下个月重点质控内容

第八节　医学装备部质量考核

一、各科室二级质控检查成绩汇总

二、本月问题原因分析及整改措施

三、医疗器械不良事件上报管理

四、上个月的问题追踪及下个月的管理重点

第九节　门诊部质量考核

一、二级质控检查成绩汇总

二、本月问题原因分析及整改措施

三、上个月的问题追踪及下个月的管理重点

二、科室质量与安全管理小组监管内容

各科室质量与安全管理小组由科主任、护士长、质控医师、质控护士等人员组成。负责科室日常质量控制工作。科主任每月定期主持召开科室质量与安全管理小组会议，每个质控小组逐一汇报，科主任点评，质量管理部督导检查，对医疗质量进行全员、全过程、全面质控，持续改进医疗质量。

科室质量与安全管理小组下设7个质控小组，分别负责不同方面的质量管理工作。

1. 病历质量管理小组，负责的质控内容包括病案首页规范填写、住院病历书写、病案管理相关法律法规的掌握执行情况等。

2. 诊疗质量管理小组，质控内容包括手术前讨论、交接班管理、输血管理、VTE管理、重返类指标管理、出院患者随访管理等。

3. 医疗风险监控小组，质控内容包括不良事件管理、会诊管理、危急值管理、疑难病例讨论、死亡病例讨论、疑难危重患者的管理、医疗纠纷投诉等相关内容。

4. 护理管理小组，质控内容包括护理理论知识和操作技能的掌握，护理核心制度的掌握和落实情况等。

5. 院感管理小组，质控内容包括手卫生管理，多重耐药菌管理，以及医院感染管理的相关制度和规定等。

6. 药事管理小组，质控内容包括抗菌药物的使用管理，抗菌药物的微生物送检率，麻醉药品和第一类精神药品使用的相关规定等。

7. 医保等综合管理小组，质控内容包括医保及物价管理、单病种及临床路径管理、科室业务培训、科研教学管理、行风建设管理、应急管理、医护履职情况、设备保养维护、消防安全管理、医用高值耗材管理、固定资产管理等其他综合类内容。

表4-1　应急办对各部门、科室二级质控考核监管表

基本要求	分值	缺陷内容	扣分标准
预案40分	10	无风险脆弱性分析或脆弱性分析无效、不正确	一项不合格扣5分
	10	科室无院科两级的应急预案	无应急预案，不得分
	5	应急预案无适用性	无适用性，不得分
	5	科室员工对应急预案或流程要点不了解	每一人次扣1分
	10	无年度应急培训与演练计划或计划不全	每少1次扣2分，无培训计划，不得分
应急培训30分	5	未按计划进行培训	未按计划培训，不得分
	5	无讲义或课件	无讲义课件，不得分
	5	无培训人员签到	无培训签到，不得分
	5	无考核	无考核，不得分
	5	无培训现场图像资料	无演培训现场图像，不得分
	5	无总结	无总结，不得分
应急演练30分	5	未按计划进行演练	未按计划进行演练，不得分
	5	无演练总结或总结无数据支撑、无内涵	不符合要求每发现1处扣2分
	5	无演练过程评价	不符合要求每发现1处扣2分
	5	无演练参加人员签到	无演练人员签到，不得分
	5	无演练现场图像资料	无演练现场图像，不得分
	5	无演练脚本或演练脚本制定不科学	一项不合格扣5分

表4-2　行风办对各部门、科室二级质控考核监管表

考核项目	分值	基本要求	缺陷内容	分值
医德医风	15	爱岗敬业	医护人员不熟知岗位职责、医德医风核心制度、相关规范要求内容	5
			职业道德的学习不到位	5
		科室管理	未按要求进行医德医风考评（年底考评）	5
服务管理	35	文明优质服务	科室环境不达标准，办公桌、护士台、医生站摆放食品等与工作无关的物品	4
			值班人员是否在岗，有无脱岗、漏岗情况	4
			工作时间网上购物、吃东西、玩游戏、看电视电影、外出娱乐购物，工作日午间饮酒	4
			医疗投诉登记管理不规范，无投诉登记表，无专人负责	4
			窗口服务不规范，未使用礼貌用语，与患者发生纠纷。	4
			各级人员服务不规范，电话回访有患者不满意投诉。	4
			上班时间仪容仪表不符合要求、衣帽不整洁、无佩戴工牌	5
			门诊、病房及医技检查要有患者隐私保护措施（屏风、隔帘等），与患者沟通要在独立空间内，并在诊疗行为中做好患者隐私保护	6

表4-3 医务部对临床、医技科室二级质控考核监管表

考核项目	分值	检查内容	缺陷内容	扣分标准
医疗风险管理	20	加强医师执业管理	超范围执业或使用无执业资格人员，包括：处方权、药物分级管理、输血分级管理、有创操作及手术	每差1项扣3分
			超医院执业许可开展医疗技术项目	每差1项扣3分
			跨专业出具诊断证明等医疗文书	每差1项扣3分
			跨专业收患者	每差1项扣5分
			实习、进修人员开展医疗活动无带教医师指导	每差1项扣3分
		疑难病例讨论制度	疑难病例是否有价值有典型性或漏讨论的，至少每月进行1例病例讨论	每缺1例扣2分
			参加疑难病例讨论成员中至少有2人具有主治及以上专业技术职务，每次讨论科室2/3以上医生参与，副高以上职称主持（没有副高科主任主持）（参与人数不够或主持人身份不对不符合要求）	一次扣2分
			严格按照疑难病例讨论制度书写，讨论的结论要记入病程记录	每差1项扣2分
			发言要由低到高逐级发言，记录姓名+职称，发言人数达到参加人数的70%以上，主持人最后要有明确结论，病例讨论记录有内涵，应该实实在在讨论而不应该低年资医生去编	1处扣1分
			每月疑难病例讨论工作在质控记录本上有专项总结，总结要点为上述4项内容，用数据支持与上月进行对比分析，体现PDCA闭环管理	每差1项扣2分
		死亡病例讨论制度	死亡病例讨论原则上应在患者死亡1周内完成。尸检病例在尸检报告出具后1周内必须再次讨论。死亡病例应全部讨论	每差1项扣3分
			每次讨论在全科范围内进行，副高以上职称主持（没有副高科主任主持）（参与人数不够或主持人身份不对不符合要求）	每差1项扣2分

考核项目	分值	检查内容	缺陷内容	扣分标准
医疗风险管理	20	死亡病例讨论制度	严格按照死亡病例讨论制度书写，讨论的结论要记入病程记录	每差1项扣3分
			发言要由低到高逐级发言，记录姓名+职称，发言人数达到参加人数的70%以上，主持人最后要有明确的结论，病例讨论记录有内涵，应该实实在在讨论而不应该低年资医生去编	1处扣1分
			每月死亡病例讨论工作在质控记录本上有专项总结，总结要点为上述4项内容，用数据支持与上月进行对比分析，体现PDCA闭环管理	每差1项扣2分
		急危重患者抢救制度	发生则记录，逐项填好，没有漏项	扣2分
			与死亡病例讨论本核对，死亡病例有抢救行为，查看急危重症抢救记录本是否存在漏记情况（慢性消耗性疾病临终前救护不计抢救）	每差1项扣3分
			抢救时间是否记录到分钟，有抢救医护人员姓名及职称，主持抢救人员是否手签字而非代签	每差1项扣2分
			每月急危重症抢救成功率在月质控指标上有统计，统计结果准确	每差1项扣2分
			急危重症抢救工作在质控记录本上有专项总结，总结要点为上述4项内容，用数据支持与上月进行对比分析，体现PDCA闭环管理	每差1项扣2分
		住院超30天患者管理（肿瘤化疗患者30天小结）	没有阶段小结或大查房记录	每差1项扣3分
			没有需要继续住院治疗的原因分析描述	每差1项扣2分
			下一步治疗方案不具体、不详细	每差1项扣2分
			在质控本上没有对此项的总结或总结分析没有数据对比，体现持续改进	每差1项扣2分

表4-4 护理部对临床科室二级质控考核监管表

检查项目	检查内容方法	评价标准	分值	扣分标准
护理安全管理（7分）	查看相关记录材料	【体系】科室有健全的护理质量安全管理体系，及时更新，有护理质量与安全管理委员会，定期召开会议，有年、季质控计划和总结，并落实，记录规范，可操作性与实际相符	4	无护理质量与安全管理委员会扣1分，无年、季质控计划扣1分，记录与实际不符扣1分，安全管理体系未及时更新扣1分
		【质量监测指标】科室有专科护理质量监测指标，并定期对数据进行统计分析，有持续改进的案例	3	无专科护理质量监测指标扣1分，无数据统计分析扣1分，无持续改进扣1分
身份识别（7分）	查看2名患者，提问1名护士	【知晓并落实】患者身份识别制度	3	
		【特殊患者】昏迷、神志不清、无法陈述自己姓名的患者、新生儿等，必须使用"腕带"核对患者。无名氏使用住院号、性别、拟定姓名，至少3种方法确认患者	4	一项不符合扣1分
腕带使用（9分）	查看5名患者腕带，提问1名护士	【内容】腕带标识清晰，内容正确、无破损，佩戴于患者上肢（特殊情况可佩戴于下肢），药物过敏腕带有标识	3	一项不符合扣1分
		【查对】治疗护理前、中、后查对；床头卡、腕带、医嘱执行单患者身份信息一致	3	一项不符合扣1分
		【知晓】知晓腕带使用管理制度	3	
标本管理（4分）	查看标本实物	【采集】护士掌握抗凝管规格和颜色，采集规范，条码粘贴规范	2	一项不符合扣1分
		【交接】临床科室与收集标本人员交接规范，能有效确认，不可由患方送标本	2	一项不符合扣1分

检查项目	检查内容方法	评价标准	分值	扣分标准
危急值制度（6分）	查看2份报告，提问1名护士	【记录】接获非书面危急值报告应规范、完整、准确地记录患者信息、检查（验）结果和报告者的信息。通知医生并签字，无漏签字，有据可查	2	未记录扣1分，漏签字扣1分
		【观察】密切观察患者病情变化，并在护理记录单做好记录。接获采血类检验项目危急值，及时复核标本采集是否正确	2	护理记录未记录扣1分，未复核标本扣1分
		【知晓】知晓临床危急值报告制度及流程	2	
护理安全不良事件（10分）	查看不良事件记录本	【知晓】护理人员知晓护理不良事件报告制度与流程、鼓励上报的激励机制及上报途径。护理人员知晓率100%	3	
		【采取措施】发生不良事件要认真进行原因分析，制定"不贰过"的有效措施，并于发生后1周内召开安全警示教育会。科室统一管理，每季度有讨论分析记录	4	未制定"不贰过"的有效措施扣2分，未召开安全警示教育会扣2分，
		【持续改进】每半年对所有不良事件进行总结分析，持续改进相关工作	3	无半年总结分析扣3分
VTE管理（6分）	查看高风险患者，提问责任护士	【宣教】对医生评价出的中高危患者进行深静脉血栓知识宣教	3	无宣教扣1分，宣教无记录扣2分
		【预防】结合医生评估结果和医嘱落实预防VTE措施，如：踝泵运动、下肢躯体运动、弹力绷带包扎、药物治疗等	3	无措施扣3分

检查项目	检查内容方法	评价标准	分值	扣分标准
意外风险并发症管理（4分）	查看1名患者，提问责任护士	【重点环节】对"患者用药、输血、治疗、标本采集、围术期管理、深静脉置管"等重点环节有管理规范，相关人员知晓管理要求，减少意外风险发生	2	
		【预防】正确识别走失、自杀、烫伤等风险，如有异常，及时干预，报告并记录，有效落实防范措施（患者及家属参与）	2	
应急管理（14分）	查看科室应急管理记录本	【应急演练计划】年度梳理科室风险要素，并对所有风险要素进行风险脆弱性量化打分分析，分析结果客观有效。根据科室风险脆弱性分析结果制定科室应急培训及演练计划，每月至少应急培训及演练1次	5	无量化打分分析扣1分，分析结果无效扣1分，未根据脆弱性分析结果制订培训及演练计划扣1分，未达到每月培训扣2分
		【支撑材料】每次应急演练前要有应急预案和应急演练脚本，演练脚本编制科学、正确、有内涵。应急演练相关内容进行培训有照片、考试卷和满意度调查等	3	缺1项扣1分
		【总结】应急培训和演练总结有数据支撑，数据包括：应急培训参与率、培训考核合格率、满意度；应急演练流程环节数量、流程有效执行率、技能掌握率等，对培训及演练存在问题，有原因分析及整改措施，措施要有效	3	缺1项扣1分

检查项目	检查内容方法	评价标准	分值	扣分标准
应急管理（14分）	查看科室应急管理记录本	【知晓】护士知晓突发事件的应急预案（如仪器故障、停电、火灾等）	3	
自理能力评估（10分）	查看3名患者	【评估】体现动态评估并记录	3	
		【时间】评估时间正确，首次评估应在医嘱下达之前	2	评估时间不对扣2分
		【记录】评估单记录准确、及时、无错评、漏评现象，护士签字无漏签	5	一项不符合扣1分
心理评估单（8分）	查看3名患者	【评估】评估单由当班护士及时完成，体现动态评估并记录	3	
		【记录】心理评估单记录准确、及时、无错评、漏评现象，患者或家属、护士签字，无漏签字	5	一项不符合扣1分
疼痛管理（11分）	查看患者1名	【评估】患者做好疼痛评估，评分正确	3	
		【镇痛泵】术后患者带有镇痛泵，观察患者有无不良反应，镇痛泵内若含有毒麻药及第一类精神药品，拔除时，需护士与麻醉师双方共同处理余量，并在麻醉巡回记录单上做好记录，双签名	5	一项不符合扣1分
		【措施】对疼痛患者监测生命体征，遵医嘱给予止痛措施，并做好动态评估，对疼痛及止痛药物作用副作用进行宣教	3	

续表

检查项目	检查内容方法	评价标准	分值	扣分标准
跌倒坠床管理（17分）	查看高风险患者，提问责任护士	【知晓】评估与报告制度，防范制度，预防护理措施，处置及报告流程，发生跌倒、坠床应急预案与流程	3	
		【标识】高危患者床头悬挂安全警示标识	3	
		【评估与预防】入院评估率100%，风险评估与实际病情相符无高危低评，无漏评，体现动态评估，有效落实意外风险预防措施（患者及家属参与意外风险的防范）	5	一项不符合扣1分
		【宣教】健康宣教落实到位，患者知晓跌倒/坠床风险及防范措施	3	
		【持续改进】对典型跌倒/坠床有案例追踪及持续改进报告。每半年对所有该类不良事件进行总结分析，持续改进相关工作	3	
管路管理（17分）	查看高风险患者，提问责任护士	【知晓】风险评估与报告制度，护理规范，应急流程，管路滑脱风险预案	3	
		【标识】床头悬挂安全警示标识；管路标识妥善固定，标识清晰、粘贴位置合适	3	
		【评估与预防】管路风险评估与患者实际病情相符无高危低评，无漏评，体现动态评估，随时观察引流液的颜色、性状及量，准确记录。有效落实管路风险防范措施（患者及家属参与）；必要时约束带约束，无护理并发症	5	一项不符合扣1分

续表

检查项目	检查内容方法	评价标准	分值	扣分标准
管路管理（17分）	查看高风险患者，提问责任护士	【清洁】各种引流管按要求定时更换、保持清洁。更换引流袋符合无菌要求。引流管出口敷料清洁无渗液	3	
		【宣教】健康宣教落实到位，患者或家属知晓约束及导管妥善固定的重要性等	3	
压力性损伤管理（20分）	查看高风险患者，提问责任护士	【知晓】压力性损伤概念、分期，评估，报告制度与流程，预防压力性损伤的护理措施，护理规范，压力性损伤应急预案	3	
		【标识】高危患者床头悬挂安全警示标识	3	
		【预防】风险评估与实际病情相符无高危低评，体现动态，无漏评，责任护士知晓压力性损伤高风险患者姓名，无高分低评与实际不符。压力性损伤高风险患者根据病情变化再评估，并制定相应的护理措施。护理措施落实到位（如翻身、使用防压力性损伤气垫、床单元整洁等）	5	一项不符合扣1分
		【器械相关性】如管路：鼻胃管、鼻氧管、呼吸机面罩等，固定合理，无压力性损伤发生	3	
		【宣教】健康宣教落实到位，患者及家属知晓压力性损伤发生的防范措施及危害性	3	
		【持续改进】对典型压力性损伤有案例追踪及持续改进报告。每半年对所有该类不良事件进行总结分析，无非预期压力性损伤发生	3	

表4-5　质量管理部对临床、医技科室二级质控考核监管表

考核项目	分值	基本要求	缺陷内容	扣分标准
科室质控质量	60	科室质量与安全管理小组的活动质量	科主任、护士长对质量管理小组未进行监管	每次扣3分
			质控小组成员不熟悉科室质量管理内容及流程	每人次扣5分
			科室质控小组未按时活动	每次扣5分
			查看科室每月质控记录，体现质量检查的样本量、覆盖面不达标，时间不合理，未用数据证明	每人次扣5分
			监管痕迹未能体现随时检查、重点突出	每次扣5分
			没有按时召开科室月质控会议	每次扣5分
			月质控会未体现全员参与、全员知晓当月质控重点	每次扣5分
			各类总结未体现持续改进，数据不可追溯	每次扣5分
			质量会议记录质量差或无科主任、护士长签字	每次扣5分
			质控记录未应用管理工具进行分析	每次扣5分
质量指标分析	15	科室通过对质量指标的分析结果，指导科室管理	质量指标不达标	每项扣5分
			未进行原因分析	每次扣5分
			未通过分析的结果制定科室改进措施并措施有效	每次扣5分
科室不良事件管理	15	科室的不良事件是科室质控的重点，直接影响生命安全	未主动报告医疗质量（安全）不良事件	每次扣2分
			科室成员不知晓已发生不良事件控制措施	每人次扣2分
			发生则记录在《医疗质量（安全）不良事件相关工作记录本》内，逐项填好	每差1项扣1分
			每次发生不良事件要进行原因分析并在发生一周内召开安全警示教育会，记录本上有记录	每差1项扣2分
			安全警示教育会应全科参加，逐级发言，发言人数不少于参会人数的70%，发言记录有内涵	每差1项扣1分

续表

考核项目	分值	基本要求	缺陷内容	扣分标准
科室不良事件管理	15	科室的不良事件是科室质控的重点，直接影响生命安全	核对数月内 2 例相同的不良事件，评价措施的有效性（措施无效一次扣 2 分）	每差 1 项扣 1 分
			本科室报告的不良事件数量为每百名出院人次主动报告不良事件大于 2.5 例次	每差 1 项扣 2 分
			每月不良事件管理在《科室质量与安全管理小组工作记录本》内有专项总结，总结要点为上述 5 项内容，用数据支持与上月进行对比分析，体现 PDCA 闭环管理	每差 1 项扣 2 分
科室文件管理	10	文件夹的摆放及文件的管理要符合要求	文件夹摆放顺序混乱，没有标签或标签不符合要求	每次扣 1 分
			文件夹无目录或目录和内容不符	每次扣 2 分
			文件的动态性不能定期更新	每次扣 1 分
			科室人员不熟悉本科室文件资料的内容	每次扣 2 分

表4-6　医学装备部对临床、医技科室二级质控考核监管表

考核项目	分值	基本要求	缺陷内容	扣分标准
制度建设	5	按照等级医院评审要求建立并执行相关制度	科室医学装备管理制度健全	3
			科室人员熟悉相关制度、职责、相关法律法规	2
装备使用	20	医学装备所要求的记录及规范使用情况	科室一级保养及运行情况是否每天都有记录	2
			是否专人管理并记录准确	2
			操作规程是否随设备存放	1
			科室人员是否严格按照设备操作规范使用设备	3
			是否及时发现医疗设备故障，并有运行状态标识	2
			发现故障是否及时通过医疗设备管理系统报修	2
			急救和生命支持类设备是否在待用状态	4
			特殊要求的医疗设备须操作人员持证上岗	4

续表

考核项目	分值	基本要求	缺陷内容	扣分标准
安全管理	20	医学装备的计量检测标识	计量器具是否有检测合格标志	2
			计量标志是否在有效期内	2
		医学装备的环境卫生及防护情况	装备使用环境是否整洁，是否防护到位保障设备安全运行	1
			装备表面是否清洁、无尘土	1
		医疗设备安全性管理	是否了解本科室设备的安全检测情况	2
			是否使用恰当医疗设备及其功能给予患者诊疗	5
		不良事件上报情况	是否知晓医疗器械不良事件相关内容	2
			是否及时发现医疗器械不良事件并按要求上报医学装备部	5
应急管理	5	应急管理和紧急替代程序	是否知晓设备应急管理和应急替代程序	5

第五章　医疗风险的识别

　　医疗风险的识别是对医疗机构中可能存在的所有能对医疗行为产生危险的各种风险因素进行系统的、全面的梳理、审查、综合判断、归类和鉴定的过程。医疗风险的识别是医疗风险管理的第一步，是整个医疗风险管理工作的基础。它能够在第一时间判断并发现高危的医疗事件或潜在风险事件，明确风险来源和风险性质，为后续风险管理策略的制定和实施提供支持。医疗服务的提供是一个复杂的过程，涉及多个环节和多方参与。每一个环节和参与方都可能成为风险的源头。因此，医疗风险识别不仅只是医疗机构内部的任务，需要从多个角度、多个层面进行。

　　医疗风险的识别方法有很多种，包括但不限于头脑风暴法、风险清单法、因果分析图法、流程图法、风险矩阵法、检查表法等。这些方法适用范围不同，各有优缺点，医疗机构应根据自身的实际情况选择合适的方法。在医疗风险的识别过程中，医疗机构不仅要特别注意可能对患者的身体健康和生命安全造成严重影响的因素。同时，还应关注那些有可能给医疗机构造成重大不良影响的损失。

　　医疗机构通过医疗风险的识别应当形成一个全面的、准确的风险清单，包括风险事件的名称、来源、影响范围、影响程度等信息，以便医疗机构能正确识别出所面临的风险并主动选择适当有效的方法对风险事件进行处理。

　　综上所述，医疗风险的识别是一个系统性的、持续性的过程，医疗机构只有不断地进行审查和更新，才能全面了解自身的风险状况，制定出有效的风险管理策略，为患者提供更加安全、可靠的医疗服务。

第一节　医疗风险识别的原则

在医疗风险识别过程中，需要遵循以下原则：

一、全面性原则

医疗风险识别应当包括诊断、治疗、护理、手术、药品管理等整个医疗活动环节，以及医生、护士、行政管理人员、后勤保障人员等各个部门和岗位，不能遗漏任何可能存在的风险因素。

二、科学有效原则

医疗风险识别必须基于科学的方法和手段来确保识别结果的准确性和有效性。同时，为了便于进行跟踪和追溯，还应对医疗风险识别的过程和结果做文档记录，利用大数据技术的数据积累和分析，进行风险预测。

三、准确性原则

医疗风险识别的结果应当真实、准确，能反映实际情况，不能漏报、误报，更不能夸大或缩小风险的实际情况。

四、及时性原则

医疗风险识别应当及时进行，避免因识别延误造成不良后果。

五、动态性原则

医疗风险识别是一个持续的过程，随着医疗技术的进步以及外部环境的变化，风险点也会随之变化，因此，应当进行定期更新和调整。

六、重点突出原则

在全面性原则的基础上，应当重点关注医疗事故、医疗纠纷等重大、高发和影响恶劣的风险点。

七、客观公正原则

医疗风险识别应当保持客观公正的态度，确保识别结果的客观性和公正性，不能受个人主观因素的影响。

八、保密原则

医疗风险识别过程中收集的信息包括患者隐私和医院商业秘密，因此，应当严格保密，严禁泄露给无关人员。

第二节　医疗风险识别的途径

医疗风险识别的途径通常分为内部反馈和外部反馈两种。内部反馈途径主要包括医疗质量（安全）不良事件上报、医院接到的投诉以及职能部门日常监管中发现。外部反馈途径主要来自行政主管部门的通报、医疗事故技术鉴定和行业内经验教训交流等。

一、内部反馈

内部反馈能够为医疗机构提供及时、准确的信息，帮助发现和纠正问题，是医疗风险识别的重要途径。本节重点介绍以下 3 个内部反馈途径。

（一）医疗质量（安全）不良事件上报

医疗质量（安全）不良事件上报是内部反馈的核心组成部分。医疗机构应当鼓励医务人员主动上报在医疗服务过程中发现和发生的各类不良事件，包括差错、事故和隐患。通过特定的系统或平台，报告人可以在线报告事件发生的时间、地点、涉及人员、事件经过和结果等详细信息。这些信息在医疗机构识别和预防类似风险事件发生的过程中至关重要。医疗机构中的主管部门可以通过院务会、岗前培训、讲座、网上授课等多种形式对全体医务人员进行宣教、培训，提高全体医务人员对不良事件的认知，不仅要了解不良事件的上报流程和上报方式，还要确保上报环境安全、保密。对于上报的医疗质量（安全）不良事件详细资料由医疗机构内的专职部门负责收集、反馈、交办和监督整改。

（二）医院接到的纠纷投诉

患者和家属的投诉可以帮助医疗机构了解自身医疗服务质量，发现潜在风险因素。投诉的内容涉及多个方面，如服务态度、治疗效果、医患沟通等。在投诉的处理上，为方便患者和家属提出诉求和建议，医疗机构应当建立专门的投诉渠道和工作流程。通过对投诉进行及时响应、处理和对数据进行深入分析，医疗机构能够充分了解患者和家属的需求和期望，发现医疗服务流程中的缺陷和问题，并且，针对这些问题进行持续改进，优化服务流程，提高医疗服务质量。

（三）职能部门日常监管发现的问题

医疗机构的各个职能部门应当在日常工作中对医疗服务的质量进行持续的监管，范围包括医疗、护理、医院感染、药品管理、输血以及设备设施等方面。为提高日常监管的效率，职能部门应当建立并不断完善监管制度和流程，明确监管范围、责任主体、监管频次和监管方式，制定详细的监管表，定期实地走访，进行现场检查。对获得的监管数据进行汇总和分析，对监管发现的潜在风险事件和问题提出相应的整改措施并监督持续改进，确保各项制度、规范得到有效执行。同时，各职能部门之间、职能部门与临床、医技科室之间应当密切合作，共同提升医疗服务的质量和安全性。

二、外部反馈

外部反馈可以从更全面、客观的视角帮助医疗机构了解自身存在的问题和不足。行政主管部门的检查通报是外部反馈的重要来源。特别是关于医疗服务质量与安全的通报，不仅为医疗机构医疗质量持续改进工作指明了方向，还能够让医疗机构了解自身在行业内的表现和地位。行业内经验教训可以为医疗机构提供宝贵的参考和借鉴。通过参加学术交流、分享会等活动，医疗机构可以了解行业内的最佳实践、遇到的问题以及应对策略，并运用这些经验和教训来帮助医疗机构避免重蹈覆辙。

第三节　医疗风险识别的方法

医疗风险识别的方法多种多样，医疗机构最常用的是头脑风暴法、风险清单法、因果分析图法和流程图法。此外，医疗机构还可以采用关键事件法、专家调查法、数据分析法等一些辅助方法进行医疗风险识别。这些方法能够帮助医疗机构更加全面地了解医疗过程中可能存在的风险因素，进而为后续开展的风险管理和控制工作提供强有力的支持。

在以上方法中，最受医疗机构欢迎、最便于在医疗机构展开实践的首推头脑风暴法。同时，头脑风暴法也是进行流程改进的最佳方案和最常用的基本工具。本节重点介绍头脑风暴法、风险清单法、因果分析图法和流程图法。

一、头脑风暴法

头脑风暴法又称智力激励法或脑力激荡，是 1939 年由美国创造学家亚历克斯·奥斯本首次提出、1953 年正式发表的一种激发性思维的方法。最初，亚历克斯·奥斯本发现许多企业的创新项目因为缺乏创意和想象力而停滞不前，为了解决这个问题他提出了头脑风暴法，采用会议的方式，利用集体的思考，引导每个参加会议的人员围绕某个中心议题，广开言路、激发灵感，在自己头脑中掀起风暴，毫无顾忌、畅所欲言地发表独立见解，最终通过集思广益的方式激发员工的创新思维。

头脑风暴法的通常参加人数为 5 ~ 6 人，最多不超过 10 人（人员太多容易降低效率），会议时间一般控制在 1 小时左右，最好把大段的时间切分开。

会议开始前，需要明确会议的议题和目的，确认会议的时间和地点，明确会议的组织者（主持人）、记录人，准备必要的工具及材料。主持人负责控制现场节奏，如分配时间、开始讨论、整理意见、作出总结等，确保整个过程的顺利推进。记录员负责记录大家的想法和最后的结论，不需参与讨论和评判。

会议开始后，主持人把问题或议题写在所有参加者都能看见的白板上或挂图上，各成员可以在便利贴上写下各自想法贴在白板上，然后，针对想法进行分类及后续讨论。它的优点是既可以阻止个人在头脑风暴活动中作出分裂性的"分析"评论，又可以保证机密性，同时，可以有效阻止整个小组受到单个参与者或共同想法流的过度影响。所有人要在短时间内给出想法，尽可能多地写出来。讨论不求完美，效率至上，以数量优先。组织者不能随意在会上发表意见，要给成员足够的自主空间，避免组织者的发言被当作正确的观点而被大家接受，致使所有人停止思考。当讨论陷入僵局时，需要主持人从旁进行推动，掌握整体的时间安排以及最后的总结工作。

会议最后，对记录的创意进行整理和分析，找出可行的解决方案。相关人员对接后续代办事项和注意，进行相关规章制度的落地操作。

头脑风暴法不仅能够激发团队的创新思维，发现潜在的风险因素，还可以促进跨学科的合作与交流。头脑风暴法在实施过程中应遵循以下主要原则：

1. 限时限人原则：应该严格控制参与人数量和会议时间，保证效率。

2. 以量求质原则：征求到的意见越多，产生好意见的可能性就越大，这是获得高质量创造性设想的基本条件。

3. 自由畅想原则：营造出一种自由、活跃的讨论氛围，需要大家各抒己见，自由鸣放，只有保证队员思想放松，才能激发队员提出各种想法。

4. 延迟评判原则：任何一种设想不管其是否适当和可行均应该认真对待，对各种意见、方案的评判必须放到最后阶段进行。如果讨论阶段对别人的意见提出批评和评价，会严重影响队员发挥。

5. 综合改善原则：不仅要鼓励队员尽量多的提出自己的见解和建议，还应该鼓励队员对他人提出的设想进行补充、修改和综合，通过相互补充、相互启发、相互完善，取长补短才能获得更好的改进办法。

二、风险清单法

风险清单法是一种基于过往经验和知识的医疗风险识别方法，在医疗风险管理中的应用非常广泛。风险清单法能帮助医疗机构识别和评估可能出现的风险因素，使医疗机构能提前采取相应的预防措施，减少风险因素对患者安全和医疗质量的影响。

风险清单法的基本步骤是制定一份风险清单。医疗机构需要列出在现有的医疗活动过程中可能存在的风险因素，通过对照风险清单，进行逐项检查和分析，从而使医疗机构能够对医疗业务、流程、设备和人员等方面作出全方位、全流程的风险评估。风险因素主要包括：

1. 诊疗操作风险：包括手术、检查、治疗等诊疗操作中可能出现的风险。

2. 感染控制风险：包括医院感染的预防和控制，主要包括对手术室、重症医学科、新生儿病房等重点科室的感染控制。

3. 药物管理风险：包括药品采购、药品贮存和药品使用等环节。

4. 设备和设施风险：包括医疗机构的医疗设备在维修保养、使用、报废等环节可能出现的风险。

5. 患者安全风险：包括患者在诊疗过程中出现的一系列安全问题，如跌倒、误诊等。

在应用风险清单法时，医疗机构不仅需要对风险清单进行定期更新和完善，还需要针对每个风险点制定相应的风险控制措施。这些措施应该包括优化诊疗流程、加强感染控制、完善药物管理制度、定期维护医疗设备等。此外，医疗机构还需要对风险控制措施的实施情况进行监控和评估，做好持续改进。

使用风险清单法还应当通过定期更新清单来不断完善和优化对医疗风险的识别，只有这样才能快速识别常见风险因素。实际应用时由于可能会忽略一些潜在的、不常见的风险因素，建议与其他方法进行紧密结合。

三、因果分析图法

因果分析图法也称鱼骨图或石川图，是一种系统化的医疗风险识别方法，用于识别和分析问题根本原因。

因果分析图首先要明确要解决的问题或目标，并将其作为图的中心。然后，通过头脑风暴、调查等方法收集与问题相关的所有可能风险因素，并将这些风险因素列出来，根据因果关系将这些因素组织成层次结构，用箭头表示因果关系，箭头的方向从因到果。在因果分析图中，直接原因通常靠近中心的"问题"节点，而间接原因则远离中心。创建完因果分析图后，团队成员需要对图进行审查和评估，从多个方面分析可能导致问题的原因。

因果分析图法能够系统地分析医疗过程中的各个环节，深入探究问题的根源，系统地展示问题与潜在风险因素之间的关系，可以清晰地理解和表述复杂的问题，理解问题的本质，使团队可以根据确定的根本原因来制定针对性的改进措施，从源头上解决潜在风险。

四、流程图法

流程图法是一种通过绘制医疗流程图来识别潜在医疗风险因素的风险识别方法。其基本步骤是详细记录医疗活动的每个步骤和环节，包括患者接待、诊断、治疗、护理等所有流程。通过分析流程图中的每个环节和步骤，找出可能存在的风险点、瓶颈和漏洞。

流程图法能够直观地了解医疗过程，有助于提前发现潜在风险因素，提前对问题进行优化。此外，流程图法还可以用于比较不同医疗机构之间的流程和效率差异，便于医疗机构借鉴及改进。

第四节　医疗风险识别的应用

在医疗风险管理过程中，医院通过收集医疗质量（安全）不良事件上报、医院接收的患者投诉、职能部门对科室日常监管中发现的问题，结合医院历史事件以及原有医院风险管理记录本等材料的基础上作出简单列表，启发临床科室通过头脑风暴法进行潜在风险事件的识别。

收集结果：潜在风险事件共计600余条。经过对数据的清洗，去掉重复及无效建议，最终形成449条潜在风险事件清单。其中，医疗潜在风险事件150件，护理潜在风险事件73件，医院感染潜在风险事件61件，药剂潜在风险事件52件，医技潜在风险事件65件，公共设备设施环境潜在风险事件48件。具体事件见表5-1~表5-6。

表5-1 医疗潜在风险事件

序号	医疗潜在风险事件
1	患者死亡（低风险）
2	篡改、损毁医疗文书
3	手术部位错误
4	操作部位错误
5	危急值处理不及时
6	临时更改手术方案而未做知情同意签字
7	患者身份识别错误
8	孕妇受 X 线
9	患者疾病超出诊疗能力
10	患者突发肺栓塞
11	患者突发呼吸心脏骤停
12	医嘱用药错误（途径、剂量、浓度适应证等）
13	牢骚抱怨、满腹戾气的患者
14	麻醉期间低体温
15	非计划再次手术
16	推诿患者延误救治
17	医生脱岗、漏岗
18	值班医师岗前饮酒
19	手术人员洗手消毒不认真
20	诊断错误
21	"同事之间、医护之间、医患之间"存在沟通障碍的医生
22	与医院文化和医院质量安全文化观念格格不入的医生
23	术者不按规定查看术后患者导诊并发症被延误发现和延迟处理
24	手术部位未做标记或脱落
25	治疗方案违反相应的指南、规范
26	违规开具各种医学证明材料
27	术者对转入 ICU 的术后患者不闻不问
28	麻醉期间反流误吸

序号	医疗潜在风险事件
29	患者与其他单位其他行业有过纠纷、上访
30	不能正确执行手卫生
31	麻醉医师及手术护士未做术前访视
32	术前知情告知不完善
33	"粗心大意，丢三落四"的医生
34	辅助检查检验结果明显与病情不符
35	各种管路脱落
36	术前术中术后三方核对出现问题
37	医师交班遗漏重要内容
38	重大、疑难、高龄手术不报备
39	术中体内植入物信息记录不全
40	术中所见与术前诊断明显不一致
41	既不信医院又缺乏医学常识的患者
42	不做术前讨论或者者不参加术前讨论
43	多科合作手术完成后，术后手术记录等出现盲区
44	医师超负荷工作
45	危重患者做辅助检查或治疗时没有医生陪同
46	跨专业收治患者或跨专业手术
47	没有家属没有陪护的患者
48	首诊医师询问病史、体格检查不认真
49	未交代手术替代方案
50	未按规定召开科室质量与安全管理小组会议
51	患方有精神心理问题
52	新员工未培训考核即上岗
53	转运患者之前不做评估，对转运途中可能发生的负性事件没有应对措施
54	授权委托人不合规
55	未按要求防范 VTE/DVT/PTE
56	期望值过高的患者

序号	医疗潜在风险事件
57	术前检查不充分
58	医务人员工作期间玩手机而慢待患者及家属
59	患者过敏体质
60	不按规定申请多学科会诊
61	科室设备尤其是抢救设备不在备用状态
62	"拖延综合征"医生
63	麻醉并发症
64	非计划推迟手术
65	术中更换麻醉医师、巡回护士和洗手护士
66	患方提供错误信息
67	输血量超过1600毫升的患者
68	异常指标术前未处理
69	医生未对重患进行床头交接班
70	麻醉期间副损伤
71	家属或护工不能按医嘱照顾患者
72	术中仪器设备没有处于备用状态
73	盲目许诺治疗结果
74	交流沟通障碍的患者
75	与家属沟通不充分
76	针对术后病情变化，术者盲目自信
77	对异常检查检验结果，未予分析处理记录
78	术前高血糖未干预
79	强烈希望少花钱的患者
80	遗漏诊断
81	越级手术
82	术中出血量超过1500毫升的患者
83	手术风险评估不认真
84	特殊检查告知不充分

续表

序号	医疗潜在风险事件
85	经常被投诉的医生
86	患方已有不满情绪
87	患方不遵守术后医嘱
88	患方为社会特殊人群
89	节假日公休日无上级医师查房
90	不按时限要求完成病历书写
91	各种知情同意书签署不规范
92	入室后麻醉手术取消
93	病房存放危险品（酒精、化疗药）
94	三级医师查房次数不够
95	患方家庭内部关系不和睦
96	患方身份特殊（社会影响大）
97	转科患者交接不认真
98	治疗效果不明显
99	外请专家来院手术，手续不全
100	灭菌耗材过期
101	患者为家庭收入唯一支柱
102	患方隐瞒病情
103	住院患者私自离院未归
104	医嘱护理级别明显低于病情严重程度
105	三、四级急诊手术
106	资质不全的医生
107	患方依从性差
108	对应该隔离的患者未下达隔离医嘱
109	术中在 3 个月内发生过医疗事故或医疗纠纷
110	对患者自备静脉用药疏于管理
111	电源插座没有电，毫无察觉
112	患者已欠费

序号	医疗潜在风险事件
113	丙类药品耗材项目等未签署知情同意书
114	患者血型特殊
115	会诊不及时
116	手术并发症
117	手术用耗材的数量、型号等准备不全
118	门诊不按时出诊
119	滥用抗菌药物
120	死亡医学证明填写错误
121	医护沟通不畅
122	血、尿、便等标本丢失
123	患者为社会低收入阶层
124	患者为未生育的独生子女
125	患者重名
126	术中用药衔接不顺畅
127	未按要求完成各种评估表单
128	免疫功能低下的患者
129	住院 7 天未确诊
130	营养不良患者
131	各种申请单填写不完整
132	术前住院时间超过 7 天
133	开展新技术新项目手术
134	对患者自备口服药缺乏了解和监督
135	搬运不当导致患者二次损害
136	使用新设备新耗材的手术
137	超过 3 小时的手术
138	因慢性病而反复住院的患者
139	术中冰冻未预约
140	患者自行操作科室自有仪器设备

续表

序号	医疗潜在风险事件
141	超说明书用药
142	术者和团队合作次数小于 3 次
143	罕见病患者
144	同一成分药品频繁更换生产厂家
145	泄露患者隐私
146	手术当天因禁食水而患者漏服慢性病口服药
147	非工作日非工作时间的择期手术
148	床旁 DR
149	各类医疗警示（呼叫铃等）故障
150	住院时间 >20 天

表5-2　护理潜在风险事件

序号	护理潜在风险事件
1	患者压力性损伤
2	患者跌倒
3	患者误吸
4	护士超负荷
5	突发呼吸心脏骤停
6	患者转运前不评估，准备不充分，导致转运途中各种负性事件
7	非计划拔管
8	静脉用药张冠李戴
9	患者坠床
10	管路滑脱
11	输血反应
12	口服药发放错误
13	患者身份识别错误
14	患者窒息
15	住院患者走失

续表

序号	护理潜在风险事件
16	过敏反应
17	手术部位标记错误
18	婴儿失窃
19	职业暴露
20	输液反应
21	"三查八对"错误
22	患者有暴力行为
23	药物外渗
24	住院患者外出未归
25	抢救药过期
26	针刺伤（医护或患者）
27	住院患者精神异常
28	患方自行调节输液速度
29	患者有自杀倾向
30	"护护沟通、护患沟通、护医沟通"有障碍的护士
31	医用物品消毒灭菌失败
32	"粗心大意、丢三落四"的护士
33	遗漏医嘱
34	未做知情同意
35	手卫生不合格
36	静脉用药配错
37	"危急值"处理不力
38	对实习护士未做到放手不放眼
39	患者烫伤
40	夜班擅离职守（护士站）
41	管路堵塞
42	抢救药品不全
43	静脉留置针操作常见并发症风险

续表

序号	护理潜在风险事件
44	无菌操作不合格
45	无菌物品失效
46	加药区不符合要求
47	多重耐药患者防护隔离不确实
48	医护沟通不畅
49	抗凝标本凝集
50	标本标签粘贴错误
51	标本丢失
52	术中患者低体温
53	未按护理级别巡视
54	需要皮试药物应用前未皮试
55	患者自备静脉药物管理不力
56	输液速度调节不当
57	术中冲洗液温度低
58	对设备不按期检修维护
59	标本容器选择错误
60	标本采集时机错误
61	口服药漏发
62	标本采集错误
63	吸氧装置出现故障
64	患者自备口服药未管理
65	胰岛素泵故障
66	患者反锁房门影响巡视
67	标本溶血
68	中心吸引装置出现故障
69	输液泵故障
70	心电、血氧监护连接不良
71	频繁被投诉的护士
72	患者冻伤
73	未监管口服药服用

表5-3　院感潜在风险事件

序号	院感潜在风险事件
1	感染者与非感染者未分开放置
2	传染性患者用后诊疗用品未规范消毒
3	多耐患者未做到全科知晓，医师对多耐患者不下隔离医嘱
4	患者（尤其是感染性患者）出院没进行终末床单元消毒
5	抗菌药物滥用
6	手术室层流过滤网没有定期清洁
7	手术人员洗手消毒不合格
8	传染性患者用后设备未规范消毒
9	医务人员职业暴露于 HIV、乙肝、丙肝、梅毒感染
10	防控意识薄弱导致院内感染发生
11	空气消毒机未定期检查维护
12	院感监测结果异常未及时整改
13	医疗器械清洗、消毒、灭菌不合格
14	机械通气患者
15	多重耐药菌感染
16	中心静脉导管患者
17	气管切开、气管插管患者
18	一次性用品重复使用
19	操作不规范消毒隔离
20	传染性患者隔离安置不规范
21	保洁人员岗前未培训
22	换药室布局及消毒不合格
23	三管管理不到位
24	手术部位长时间暴露
25	一次性用品过期
26	医疗废物的流失、泄漏和扩散
27	无菌操作不合格
28	无菌物品管理不严格
29	医护人员未落实标准预防

序号	院感潜在风险事件
30	消毒液未定期更换
31	职业暴露未上报或不及时
32	消毒液未现配现用
33	医务人员手卫生意识淡薄
34	空气消毒不合格
35	消毒液浓度配制不正确
36	引流管管理不到位
37	留置尿管患者
38	术野备皮不当，术野消毒不合格
39	锐器用后未规范处置
40	对患者及家属健康宣教不到位
41	治疗准备室门敞开或家属进入
42	医疗垃圾未按规范处理
43	血液透析患者
44	胸腹腔引流患者
45	入院患者未做到全面传染病四项筛查
46	空调过滤网没有定期清洁
47	留置胃管患者
48	拖布没有分区使用
49	患者或陪护人员乱窜病房
50	开封液体不写开封日期及失效期
51	膀胱造瘘患者
52	病房手卫生设施不全
53	病室内病床过多
54	探视人多
55	处置车不分层使用
56	病床间距窄
57	病房通风换气频次少时间短
58	陪护人多
59	手消液点位及数量不够
60	没有开展湿式扫床
61	扫床没有落实一床一巾

表5-4 药剂潜在风险事件

序号	药剂潜在风险事件
1	患者退药无法保证药品质量
2	毒麻药品违规退药
3	易混淆药品
4	高警示药品
5	停电导致冰箱里存放的中药饮片发生霉变
6	过期药品
7	药品滥用
8	用药错误（中医科出现十八反）
9	临床到药库直接取药导致对不上账
10	退药后再发药存在安全隐患
11	重复发药
12	近效期药品登记不全有遗漏
13	临床医生不与药局沟通直接同意退药
14	信息系统故障影响药品正常供应
15	库房被盗
16	处方药品用法用量不适宜
17	药品冷藏柜结冰导致药品外包装损坏
18	湿度不达标影响药品储存
19	走水导致药品损坏变质
20	贵重药品丢失及损坏
21	药品召回
22	配伍禁忌
23	用药错误（药师调剂错误）
24	药品运送途中被抢
25	注射药品变色未及时发现和处理
26	鼠蛇等动物从门或水管进来破坏药品
27	无指征应用抗菌药物
28	无指征联合应用抗菌药物

续表

序号	药剂潜在风险事件
29	无指征输液
30	停电导致冷链药品失效
31	停电导致无法调剂药品
32	药品不良反应报表发生过程描述不准确
33	医生开错处方导致发药错误
34	下水道反水导致药品破损
35	用药剂量错误
36	用药数量错误
37	装错药袋
38	药袋说明错误
39	药物传递过程错误
40	处方不合格
41	信息流转错误
42	规格错误
43	异物混入（中药）
44	用药重量错误（中药）
45	包装错误
46	药品丢失
47	电脑卡影响投药效率
48	未按规定完成药学监护各种
49	药品质量不合格
50	药品标准缺陷
51	用法告知错误
52	违规调剂

表5-5　医技科室（含放射、电诊、检验、病理等）潜在风险事件

序号	医技科室潜在风险事件
1	患者身份识别错误
2	采集标本丢失
3	输血配型错误
4	危险化学品泄漏
5	未正确隔离传染病患者
6	违规操作
7	患者有禁忌证
8	患者病情意外变化无应急预案
9	医务人员职业暴露
10	生物安全事件
11	员工无资质
12	诊断报告结果打印错误
13	临床传染性标本未告知注明
14	结果传递错误
15	档案丢失（切片、蜡块、申请单）
16	试剂过期
17	频繁被投诉的员工
18	标本采集储存错误
19	无菌物品过期
20	忽视设备用电安全
21	放射线泄漏
22	"粗心大意、丢三落四"的员工
23	"同事沟通、医患沟通"明显障碍的员工
24	标识错误
25	计算机系统故障
26	无应急抢救药械
27	计算机数据泄露
28	防护门意外夹伤
29	医疗废物遗洒
30	使用"计量"检测不合格设备
31	采集标本破损
32	记录信息丢失

续表

序号	医技科室潜在风险事件
33	需有医师随同监护而执行的操作，无医师随同
34	放射线误照射或未防护
35	超负荷工作
36	员工技术不熟练
37	检查方法错误
38	无质量控制（室间质评、室内质控、科内质控）
39	危重患者无临床医护陪同
40	未正确执行手卫生
41	未掌握消防器材使用方法
42	科室空气有害气体超标
43	试剂违规管理存放
44	遗漏诊断结果
45	急诊检查报告出具时间过长
46	未执行"危急值报告制度"
47	不会寻找紧急疏散方向和标志
48	信息记录错误
49	检查检验结果报告丢失
50	设备故障
51	非计划性断水断电
52	不按规定维护保养仪器设备
53	未出具结果报告
54	自助设备故障
55	分析仪器未在备用状态
56	术中冰冻未预约
57	冰冻结果与实际不符
58	检查部位识别错误
59	检查申请单填写不全
60	造影剂过敏反应
61	病理切片借阅不归还
62	患者拿错检查报告
63	图像编码错误
64	叫号器故障
65	检查仪表未在备用状态

表5-6　公共设备设施环境潜在风险事件

序号	公共设备设施环境潜在风险事件
1	各种原因火灾
2	医患吸烟引发火灾
3	患方违规使用电器
4	室内路面湿滑（雨雪天脚下带入）
5	室外路面台阶湿滑
6	重大医疗纠纷
7	毒麻药品流弊
8	开水间湿滑
9	洗手间湿滑
10	非计划停电
11	非计划停水
12	跑水
13	设备故障
14	通信系统（网络）故障
15	通信系统（电话）故障
16	医院感染暴发事件
17	患者冲动伤人
18	患者携带危险品来院
19	保卫后勤值班人员脱岗
20	患患冲突
21	升降电梯故障
22	消防通道占用
23	患者或家属自杀
24	建筑物损毁坠物
25	院内发生人员心脏骤停
26	中心负压吸引系统故障
27	电气系统故障
28	医院危险品泄漏

续表

序号	公共设备设施环境潜在风险事件
29	医疗废物意外事故
30	清洁卫生不合格
31	群体性食物中毒
32	设备漏电
33	洗漱间湿滑
34	中心气体供应系统故障
35	爆炸
36	食堂餐饮安全问题
37	洗手间无辅助扶手
38	医患物品被盗
39	空调系统故障
40	冬天门急诊大厅病区大厅温度低
41	消防设施未巡检
42	设备未定期检修
43	患者走失
44	应急照明故障
45	病区缺少电源
46	极端天气
47	缺少平面导引图
48	婴儿失窃

第六章 医疗风险的评估

医疗风险评估是指在风险识别的基础上对医疗风险发生的概率及其损失程度进行测定。通过定性或定量方法，对潜在风险事件的性质、特点、频度和严重程度等进行综合分析，确定风险的可接受性，为应对风险提供依据，是连接医疗风险的识别和医疗风险的控制的核心。

医疗风险评估需要对已识别的风险因素进行分析，获得其可能对医疗活动造成的影响和损失，同时对医疗风险的可接受程度和可控性进行评价，了解医疗风险的来源、发生概率、影响程度和可控性等方面的信息，为制定相应的风险管理措施提供依据。同时还要结合相关的法律法规、行业标准和实际情况等因素。

第一节 医疗风险评估的意义和方法

一、医疗风险评估的意义

1. 通过对医疗过程中存在的风险因素评估，可以提前采取有效措施进行控制和预防，能够降低医疗差错和事故的发生概率，从而提高医疗服务质量，保障医疗安全，降低医疗风险。

2. 通过医疗风险评估，可以减少患者面临的风险，保障患者安全和权益，提高患者满意度和信任度，有助于建立和谐的医患关系，提升医疗机构的社会形象和声誉。

3. 医疗风险评估需要医务人员具备高度的风险意识和应对能力。通过评估过程的学习和培训，可以提升医务人员的专业素养和工作能力，进而更好地为患者提供优质的医疗服务。

4. 借助医疗风险评估，可以了解不同科室、不同病种的风险程度，更好地分配医疗资源，实现资源的合理配置和高效利用，提高医疗服务的效率和质量。同时，通过对评估结果的分享和交流可以相互借鉴和学习，提高整个医疗行业的服务质量和安全性，推动整个医疗行业的持续改进和发展。

二、医疗风险评估的方法

医疗风险评估可分为定性和定量两种。

定性评估方法主要是基于专家判断、经验和逻辑分析，对医疗风险因素进行主观评估。适用于数据难以获取或研究问题复杂的情况。

定量评估方法是基于数据和统计分析，对医疗风险进行客观评估。适用于具备一定量化数据的风险管理场景。

以上两种方法各有优缺点和适用范围，可以相互补充。医疗机构在实际应用中应当根据具体情况进行选择。

1. 失效模式与影响分析法：该方法通过对医疗系统或设备的各个组成部分的故障模式进行分析，确定其对医疗系统或设备的影响程度。通过分析潜在的故障模式，可以找出可能对医疗系统或设备造成影响的因素，并采取相应的控制措施。故障模式与影响分析法适用于较为复杂医疗系统的风险评估，尤其在医疗设备、药品和诊疗流程等方面应用广泛。

2. 风险矩阵法：该方法将医疗风险因素按照发生的可能性和影响程度进行分类和评估，形成风险矩阵。根据风险等级，确定应对策略和优先级。风险矩阵法简单易行，适用于初步医疗风险评估。通过制定风险矩阵，可以将各种医疗风险因素进行比较和排序，以便更好地管理和控制风险。

3. 风险指数法：该方法根据医疗风险因素的权重和评估标准，计算风险指数。风险指数越高，风险越大。风险指数法需要对医疗风险因素进行深入分析和权重确定，适用于较为全面的医疗风险评估。通过确定各医疗风险因素的权重和评估标准，可以较为客观地评价不同医疗风险因素的重要性和影响程度。

4. 专家评估法：该方法邀请专家对医疗风险因素进行评估和打分，综合专家的意见得出医疗风险评估结果。专家评估法主观性较强，但可以通过引入多个专家进行平衡，提高评估的准确性和可靠性。专家评估法适用于缺乏数据和经验的风险评估，能够借助专家的专业知识和经验对医疗风险进行较为准确的评估。

5. 概率统计法：该方法通过收集和分析医疗记录、病历、患者投诉和医疗人员的反馈等数据，识别潜在的医疗风险因素。利用概率统计的方法计算各因素发生的概率和影响程度，从而得出风险的分布情况和概率估计值。概率统计法需要大量的数据支持，适用于历史数据较为完整的风险评估。通过分析医疗风险因素的概率分布和相关性，可以较为准确地评估风险的分布情况和概率估计值。

6. 敏感性分析法：该方法分析敏感性和不确定性对医疗风险评估的影响程度。通过敏感性分析，可以找出对医疗风险敏感的关键因素，并且采取相应的控制措施。敏感性分析法适用于关键因素分析和控制措施制定，尤其在诊疗流程、药品管理和设备使用等方面应用广泛。通过敏感性分析法的运用，可以帮助医疗机构识别关键因素并制定相应的控制措施，降低潜在的医疗风险和不确定性。

7. 决策树分析法：该方法通过将不同的诊疗方案、可能的结果以树状结构表示，分析各个方案的发生概率和结果的严重性。决策树分析法可以清晰地展示各种可能性下的医疗风险情况，适用于较为复杂的诊疗决策。通过决策树分析法的运用，可以帮助医疗机构理清思路、简化问题并制订有效的诊疗方案。

8. 贝叶斯定理法：该方法利用贝叶斯定理对医疗风险因素的发生概率进行更新和修正，从而得出更准确的风险评估结果。贝叶斯定理法需要基于已有的数据和经验进行推断，适用于动态的医疗风险评估。通过贝叶斯定理的运用，可以及时更新医疗风险发生概率的估计值，反映医疗风险的实时变化情况。

9. 模糊数学法：该方法利用模糊数学的方法对医疗风险因素进行模糊化处理，通过隶属度函数等手段进行评估，得出风险的等级和分布情况。模糊数学法可以处理不确定性和模糊性较强的医疗风险情况，适用于较为复杂的风险评估。通过模糊数学法的运用，可以将不确定性和模糊性转化为可度量的指标，以便更好地进行风险的定量分析。

第二节 FMEA在医疗风险评估中的应用

失效模式与效果分析（Failure Mode and Effect Analysis，FMEA）源于美国航空业。最初由美国格鲁曼公司开发，后来美国航空航天署（NASA）将其用于"阿波罗"登月计划。目前已广泛应用于航空、航天、舰船、兵器等军用系统的研制，并逐渐渗透到机械、汽车、医疗设备等民用工业领域，获得了一定程度的普及，取得了显著效果，为确保产品的可靠性发挥了重要作用。20世纪90年代，FMEA被引入医疗卫生管理领域。

FMEA的发展大事记如下：

1.20世纪50年代初，美国格鲁曼公司首次将FMEA应用于战机操作系统的设计分析。

2.1999年，美国病人安全国家中心（NCPS）开发出用于卫生领域的失效模式与效果分析工具——HFMEA（H代表Health）

3.2001年，美国医疗卫生机构认证联合委员会（JCAHO）要求其认证的医院必须每年进行一次前瞻性的风险评估，推荐采用FMEA。

在医疗领域，FMEA的应用逐渐扩大，从最初的手术过程分析，到整个医疗服务的各个环节。其核心始终是识别可能导致患者伤害的问题和错误，并采取措施防止它们的发生。通过前瞻性的分析和团队协作，FMEA为医疗机构提供了一个系统的方法来评估和提高医疗服务质量。近年来，随着患者安全意识的提高和医疗技术的快速发展，FMEA的应用越来越广泛，它不仅被用于大型医疗机构，也被许多小型诊所和基层医疗机构采纳。

一、FMEA的目的和意义

FMEA在医疗系统应用的主要目的是识别和评估医疗过程中潜在的失效模式，分析其对患者安全和医疗质量的影响，使医疗机构可以更好地了解医疗流程中的薄弱环节和潜在问题，提前采取措施加以改进，提高医疗质量和患者安全水平。同时，FMEA 还可以帮助医疗机构优化资源分配和管理决策，减少不必要的成本和浪费。为了更好地应用 FMEA，医疗机构需要加强培训和意识培养，提高团队成员的风险意识和分析能力；建立健全监控和反馈机制，定期评估控制措施的效果并持续改进；应加强跨学科合作与交流，促进信息共享和经验借鉴，以更好地应对风险挑战，为患者提供更加安全、可靠的医疗服务。

二、FMEA 的基本步骤

（一）确立分析对象

在实施 FMEA 之前，首先需要明确分析的对象和范围，选择需要分析的医疗流程或操作，确定分析的目标和期望的结果。分析对象的选择应该重点关注高风险的流程或操作。同时，组建一个跨学科的团队，包括医疗、护理、管理等领域的专家，有助于确保全面而准确地识别失效模式及其影响。

（二）绘制流程图

FMEA 的重要步骤之一是绘制流程图，通过流程图，可以直观地展示流程中的各个步骤，以及步骤之间的逻辑关系，帮助团队成员更好地理解医疗流程或操作的各个环节和步骤。有助于发现潜在的失效模式，并为后续的失效模式分析提供基础。

（三）识别潜在失效模式

失效模式是指医疗系统工作流程或实际操作中可能出现的缺陷、错误或问题，需要综合考虑人员、设备、环境、材料等多方面的因素，考虑到各种可能出现的异常情况。在绘制流程图的基础上，团队成员需要通过头脑风暴、讨论等方式，共同识别潜在的失效模式，识别潜在失效模式时，要注重细节和异常情况的发现，确保全面覆盖各种可能的失效模式。

（四）分析失效影响

在识别出潜在的失效模式后，团队需要进一步分析失效模式对医疗质量和患者安全的影响。这一步不仅要关注失效模式对患者的直接后果，如疾病恶化、并发症、死亡等，还要考虑失效模式对医疗流程、资源利用和患者满意度等方面的间接影响。

（五）评估失效发生概率

评估潜在失效模式的发生概率是 FMEA 的关键步骤之一。根据历史数据、经验和其他相关信息，团队成员需要对每个失效模式的发生概率进行评估。要充分考虑到人员培训、设备维护、环境条件等各种因素，还要根据失效模式的严重程度和其他相关信息，确定失效模式的优先级，才能更好地指导改进措施的制定。

（六）制定改进措施

在分析潜在失效模式及其影响、评估发生概率后，为减少失效的发生和减轻失效的影响，团队需要根据评估结果制定相应的改进措施，包括预防性和应对性两个方面。制定改进措施时，不仅要考虑可操作性、可持续性和资源投入等因素，确保措施的有效性和可行性，还要明确责任分工和实施计划，以便顺利推进改进工作。

（七）实施改进措施

在制定完改进措施后，团队需要协调各方面的资源，确保措施的有效实施。实施过程中要注重监督和反馈机制的建立，及时发现和解决实施过程中遇到的问题，还要持续收集和分析数据，评估改进措施的效果和影响，进一步优化和完善改进措施。

（八）监控与持续改进

团队需要建立监控和改进机制，通过收集数据和反馈意见，了解改进措施的实际效果和影响，定期评估措施的效果和改进的进展情况，及时发现和解决潜在问题。通过持续改进和优化，可以更好地应对风险挑战。

三、FMEA 的优势与局限性

（一）FMEA 的优势

1.FMEA 是预防性质量管理工具，强调提前预防潜在的失效模式，降低医疗风险的发生概率。

2.FMEA 需要对医疗流程进行全面、系统的分析，能够发现各种潜在问题。

3.FMEA 作为一套实用的质量管理方法和工具，能帮助医疗机构制定有效的控制措施。

4.FMEA 需要不同领域的专业人员共同参与，协调合作，促进跨学科的合作与交流。

（二）FMEA 的局限性

1. 在人力和时间投入上，实施 FMEA 需要投入大量的人力资源和时间，对团队成员的要求较高。

2. 在评估失效模式的影响程度和发生概率时，可能缺乏足够的数据支持。

3. 在评估失效模式的影响程度和发生概率时，存在一定的主观性偏差。

4. 持续改进需要不断地收集数据和反馈意见，虽然 FMEA 提供了一套方法，但对医疗机构的执行力和医疗机构管理水平要求较高。

第三节　院科两级潜在风险的评估

一、院级常见医疗风险的确认

医院将经过风险识别获得的潜在风险事件整合归类，组织临床科室和职能部门按规则进行评分，质量管理部负责汇总各科对潜在风险事件的评分结果，并根据总分进行排序。

在实际评估过程中发现：不同级别医师对潜在风险事件的可能性和严重程度的认识可能存在差异，这主要源于他们各自的经验、专业知识和职责范围的不同。一般来说，初级医师比较关注常见潜在风险事件的识别和处理，高级医师比较专注于复杂或罕见潜在风险事件的管理和决策。随着医师临床经验的积累和专业知识的发展，他们对潜在风险事件的可能性和严重程度的认识一定能够更加全面和深入。

经过院内组织多学科人员（涵盖不同科室及不同技术职称人员，尽可能减少主观因素误差）联合进行评估，将全院罗列出来的潜在风险事件分为医疗、护理、院感、药剂、医技、公共设备设施环境 6 个领域，按照潜在风险事件发生的可能性、危害程度、医院现有应对措施 3 个方面进行综合评分，形成风险事件清单，经过评估后进行重新排序，建立院级潜在风险事件排名。具体潜在风险事件名称见第五章第四节表 5-1~ 表 5-6 中。

在院级潜在风险事件排名的基础上，以风险严重程度评分为主要参考，6 个领域中各自的前 20％为医院一级潜在风险事件，21％～ 50％为医院二级潜在风险事件，51％～ 100％为医院三级潜在风险事件。具体分级如下：

医疗共 150 个潜在风险事件，第 1~30 个为医院一级潜在风险事件，第 31~75 个为医院二级潜在风险事件，第 76~150 个为医院三级潜在风险事件。

护理共 73 个潜在风险事件，第 1~15 个为医院一级潜在风险事件，第 16~36 个为医院二级潜在风险事件，第 37~73 个为医院三级潜在风险事件。

医院感染共 61 个潜在风险事件，第 1~12 个为医院一级潜在风险事件，第 13~32 个为医院二级潜在风险事件，第 33~61 个为医院三级潜在风险事件。

药剂共 52 个潜在风险事件，第 1~10 个为医院一级潜在风险事件，第 11~25 个为医院二级潜在风险事件，第 26~52 个为医院三级潜在风险事件。

医技科室共 65 个潜在风险事件，第 1~14 个为医院一级潜在风险事件，第 15~33 个为医院二级潜在风险事件，第 34~65 个为医院三级潜在风险事件。

公共设备设施环境共 48 个潜在风险事件，第 1~10 个为医院一级潜在风险事件，第 11~25 个为医院二级潜在风险事件，第 26~48 个为医院三级潜在风险事件。

二、医疗风险评价说明与要求

1.“同一个潜在风险事件的风险值”在不同的医疗机构、同一医疗机构的不同专业科室、同一医疗机构的同一专业的不同病区，可能都不相同。

医疗、护理、院感、药剂、医技、公共设备设施环境 6 个领域的“医院一级、二级、三级潜在风险事件”，和各个科室的“潜在风险事件的风险值”不一定相对应、相一致。或者说：各个科室的“潜在风险事件的风险值”和医院 6 个领域的“医院一级、二级、三级潜在风险事件”的级别不一定相一致。

院级潜在风险事件宏观上分 3 个级别，而临床科室或职能部门需要细化，根据实际风险值分成一级到五级共 5 个级别，分别对应重大潜在风险事件、高度潜在风险事件、中度潜在风险事件、低度潜在风险事件、轻微潜在风险事件。

2.临床科室需要对医疗、护理、院感、公共设施设备环境等 4 个领域的潜在风险事件进行评价打分。医技科室需要对医技及公共设施设备环境 2 个领域的潜在风险事件进行评价打分。药剂科需要对药剂及公共设施设备环境 2 个领域的潜在风险事件进行评价打分。

3.临床科室在对医疗、护理、院感、公共设施设备环境等 4 个领域的潜在风险事件进行评价打分时，按照院级潜在风险事件分级的要求，临床科室或职能部门评估的风险值在 30 分以上的"潜在风险事件"数量，医疗不少于 15 个、护理不少于 7 个、院感不少于 6 个、公共设施设备环境不少于 5 个；医技科室在对医技及公共设施设备环境两个领域的潜在风险事件进行评价打分时，风险值在 30 分以上的"潜在风险事件"数量，医技不少于 7 个、公共设施设备环境不少于 5 个；药剂科在对药剂及公共设施设备环境两个领域的潜在风险事件进行评价打分时，风险值在 30 分以上的"潜在风险事件"，药剂不少于 5 个、公共设施设备环境不少于 5 个。

4.临床科室或职能部门必须召集医务人员通过头脑风暴法，对照形成的潜在风险事件清单，充分考虑各种影响因素，进行客观公正的评价分析后完成打分。

5.各临床科室、职能部门如认为在上述列表之外仍存在"潜在风险事件"，可以在空白处自行填写并评价打分。作为科室风险管理的重要环节，对于评分异常高值的风险事件应当及时上报院里。

评分标准见表 6-1~ 表 6-3。

表6-1　发生的可能性（A）评分标准

指标	分值	描述
非常可能	4	发生的可能性非常高——同样的过程经常会发生这种失误
很可能	3	发生的可能性高——同样的过程时常会发生这种错误
可能	2	发生的可能性中等——同样的过程偶尔会发生同样的错误
很少	1	发生的可能性小——同样的过程基本不会发生这种错误
不可能	0	发生的可能性最小——同样的过程不会发生这种失误

表6-2 后果严重程度（B）评分标准（以患者损害为例）

项目	描述
极严重	导致人员死亡或重要脏器永久性功能丧失等
严重	导致非疾病因素的机体与功能严重损害，需要额外的治疗，仍会留有后遗症
中度	导致非疾病因素的机体与功能损害，经额外治疗后可恢复正常，对原有疾病治疗效果产生影响
轻度	导致非疾病因素的机体与功能轻度损害，经额外医疗后可完全恢复正常，对原有疾病治疗效果不产生影响
无伤害	对机体与功能未造成任何损害，无须额外处置，不会影响原有疾病治疗效果

表6-3 医院现有应对能力（C）评分标准

指标	分值	描述
毫无准备	5	无预案，人员、条件、能力等不具备应急处置能力
略有准备	4	有预案但不适用或人员、条件等不具备应急处置能力
准备一般	3	有预案但处理方式和流程不明确，人员、条件等应急处置能力水平较低，相关人员知晓率低（流程、应急处置中个人的职责）
准备良好	2	有预案且处理方式和流程明确，但有些措施需要改进，人员、条件等具备应急处置能力，相关人员100％知晓，并能迅速投入各自应急施救中
准备充分	1	有预案且处理方式、流程明确和科学，人员、条件等具备应急处置能力过硬，相关人员100％熟练掌握各种流程、应急处置当中履职要求

第七章 医疗风险的控制

第一节 医疗风险控制的整体要求

医疗风险的控制是一个复杂而重要的过程，需要从制度、人员、技术、设备等多个层面入手。

一、建立完善的医疗风险管理制度

医疗风险管理制度的建立可以明确风险管理的目标、原则、组织架构和职责分工，为整个风险管理活动提供指导。其中，医疗操作规范为各类医疗服务制定了详细的操作规程，可以规范医务人员的行为，降低操作风险；医疗风险信息管理制度规范了风险信息的收集、整理、分析、报告和反馈机制，可以确保信息的准确性和及时性。

二、加强医务人员的教育和培训

定期开展医疗法律法规和职业道德培训可以提高医务人员的法律意识和职业素养；医疗技术和操作培训可以提高医务人员的专业能力和技术水平；医疗安全意识教育可以使医务人员充分认识到医疗风险的重要性，增强风险防范意识。

三、重视医疗技术引进和设备维护

关注国内外医疗技术的最新进展，及时引进适合本机构的先进技术并加强医务人员的培训和学习，提高医务人员对新技术的掌握和应用能力。定期对医疗设备进行维护和更新，确保设备的性能和安全性。

四、加强医疗质量的监控和管理

建立完善的医疗质量监控体系，对医疗服务的质量进行全面评估和管理。定期开展医疗质量检查和评估可以及时发现和纠正医疗服务中的问题。只有医务人员积极参与到质量管理活动中来才能充分发挥其主动性和创造性。

五、加强与患者的沟通和交流

建立健全患者投诉和意见反馈机制，及时了解患者的需求和意见，加强与患者的沟通和交流，增强患者对医疗机构的信任和理解。在医疗过程中主动为患者提供必要的医疗知识和健康指导，提高患者健康素养和自我保护能力，可以有效加深医患沟通和互信。

六、建立医疗风险应急处理机制

制定完善的应急处理预案才能确保对突发事件进行快速、有效的应对。加强相关部门间的协作和配合，才能形成有效的风险管理合力。

七、定期开展医疗风险评估和总结

定期对医疗服务进行全面的风险评估，识别潜在的风险，制定控制措施并落实。调整和完善医疗风险管理制度和方法，对风险管理活动总结经验教训，坚持持续改进，不断提高医疗风险管理水平。

第二节　医疗风险管理方案展示

医疗风险管理是指为最大限度规避和控制医疗损害，管理主体（医院各级领导、管理人员、临床医务人员、后勤保障人员等各类人员）针对医疗风险进行指挥、控制的协调活动。为了有效做好医疗风险管理，根据《医疗质量管理办法》《医疗机构投诉管理办法》《医疗纠纷预防和处理条例》要求，参考中国医院协会医疗风险管理标准、规范，特制定本方案。

一、医疗风险管理原则

1. 医疗风险管理以加强医疗质量、规范医疗服务行为、保障医疗安全、预防和妥善处理医疗纠纷、保护医患双方的合法权益为目标。

2. 医疗风险管理是医院整体管理体系中重要组成部分，重大决策和重大事项都应当考虑医疗风险管理因素。

3. 医疗风险管理应充分考虑国家政策、法律法规等外部环境因素和医院自身定位、质量安全目标等内部因素，并充分考虑知情同意、患者参与等医学人文因素。

4. 医疗风险管理应进行持续改进的闭环管理，对医院发展过程中的各种风险变化及时作出恰当的管理措施。

二、医疗风险管理组织体系

医院有健全的医疗风险管理组织，实行"两级组织、三个层面、四级网络"的风险管理保障体系。医院各质量与安全管理委员会及相关质量管理委员会、职能部门为院级医疗风险管理组织；科室质量与安全管理小组、各临床医技科室质控员为科级医疗风险管理组织。医院质量与安全管理委员会及相关质量管理委员会是医疗风险管理的决策层，负责医院质量及风险管理的决策；职能部门通过定期、不定期的监管来监督、控制各科室医疗风险因素的发生，为医院医疗风险管理的控制层；科室质量与安全管理小组、各临床医技科室质控员为医疗风险管理的执行层。医院质量与安全管理委员会及相关质量管理委员会、职能部门、科室质量与安全管理小组和各临床医技科室质控员构成4个不同层面的网络监管医疗风险形式，统称为医院风险管理的四级网络体系。

三、医疗风险管理基础

1. 规章制度建设。建立完善的资质授权管理制度，卫生技术人员应依法执业，使用经批准的药品、医疗器械、耗材开展诊疗活动、开展的医疗技术应符合医疗技术临床应用管理要求；建立全员参与、覆盖临床诊疗服务全过程的医疗、护理质量管理与控制工作制度，严格落实医护核心制度；建立和完善不良事件报告、医疗安全管理、医疗投诉纠纷处理等相关工作制度、应急预案和工作流程，加强医疗质量重点部门和关键环节的风险管理，落实患者安全目标；建立完善包括医患沟通、知情同意、保护隐私在内的患者权利保护制度，充分尊重和保护患者的各项权利；建立并形成信息管理、物资管理、设备管理、后勤保障等相关风险保障机制，做好整个管理环节的衔接。

2.进行必要的培训。医疗风险管理培训应覆盖包括临床医生、护士、技术人员、行政管理人员、后勤保障人员在内的全体工作人员，通过培训，使之了解风险管理知识、掌握风险处置能力。培训的内容包括医疗质量安全制度培训、患者安全目标培训、法律法规和国家政策培训、临床诊疗规范常规培训、应对高风险情况的医疗技术能力培训、应急预案培训、医学人文培训等。

3.建立相适应的应急管理体系。重点在公共卫生事件、各类急危重抢救、突发医疗不良事件、火灾事件、辐射与生物安全事件、重大医疗纠纷、高风险诊疗活动等的应急管理体系建设，建立应急管理组织架构、制定相应的应急预案、进行充分的应急演练和根据演练中发现的问题不断改进应急管理。

四、医疗风险管理内容

1.医疗风险管理基本内容包括但不限于：

职能部门和临床医技科室常年常态查找监测：管理风险（制度流程职责预案病案等）、员工风险（与患者沟通明显障碍、与医院文化尤其是质量安全文化格格不入、频繁被投诉、资质、培训、压力、工作量等）、血液风险（特殊血型、用血量大等）、药品风险、器械耗材风险、院感风险、后勤保障风险、信息化风险、患者自身风险（体质、病情特殊、依从性、隐瞒等）、医疗技术风险、手术和操作风险、再入院和再手术风险、护理风险、突发风险（坠床跌倒、猝死、昏迷等）、住院超过20天风险、国家年度质量安全改进目标不达标风险、危急值风险、检查检验报告超时风险、诊断错误风险、标本错误风险等。

2.医疗风险管理高风险监测内容，包括但不限于：

（1）职能部门和临床医技科室常年常态监测住院和留观患者。重名风险、过敏风险、传染风险、供血风险、疼痛风险、血栓风险、跌倒/坠床风险、发生褥疮风险、交流障碍风险、自备药风险、营养不良风险，患者既不信任医务人员又缺乏医学知识风险、患者强烈希望少花钱风险、重患风险、发生并发症风险、死亡风险、输血量超过1600毫升风险、切口感染风险、院内感染风险。

（2）职能部门和临床医技科室常年常态监测手术（有创操作）患者。管理高风险事件：异常指标术前未处理、盲目许诺治疗结果、未交代手术替代方案、新技术新项目手术、非预期二次手术、使用新设备手术、罕见病手术、术者和医院团队合作次数少于3次、术者在3个月内发生过事故或纠纷、非工作日非工作时间手术、患者存在语言沟通障碍、患者为熟人或VIP、患有特殊传染病或感染性疾病（乙肝、丙肝、梅毒、艾滋、结核、气性坏疽）、患方期望值过高风险、手术器械不在备用状态、耗材型号准备不全、术中用药衔接不顺畅、临时更改手术方案未做知情同意、术前术中术后三方核对出现问题、体内植物记载缺陷、针对术后病情变化盲目自信、术后不按规定查房导致并发症被延误发现和延迟处理、对转入重症医学科的术后患者不闻不问等。知情者必须报告外科科主任、护士长，麻醉手术科科主任、护士长，酌情报告医务部。

社会心理高风险事件：患者是未育独生子女、患者为社会特殊人群、患者为家庭经济唯一支柱、患者为低收入阶层、患者或家属有精神心理问题、患者已经出现不满情绪、患者与其他医疗机构发生过医疗纠纷、患者有过其他行业上访经历、患者已经欠费等。知情者必须报告外科科主任护士长、麻醉手术科科主任护士长，酌情报告医患关系调解办公室。

手术部位感染高风险事件：肥胖或消瘦、患有COPD、吸烟未戒烟、高血糖、预计手术时间>3小时、有异物植入体内的手术、预计出血量大于1500毫升、术前住院超过7天、免疫功能低下、其他导致手术部位感染风险等。知情者必须报告外科科主任、护士长，麻醉手术科科主任、护士长，酌情报告院感科。

五、医疗风险管理过程

医疗风险管理过程包括医疗风险识别、评估、控制和持续改进等。

1.医疗风险识别。医疗风险识别是发现、认可并记录医疗风险的过程。医风险信息来源包括：医疗（安全）不良事件、医疗投诉纠纷、科室医疗纠纷预警、日常质控检查、各级各类人员日常工作反映、卫生行政部门和上级领导机关监督检查或通报等。

2. 医疗风险评估。对已经识别的医疗风险，需要进行评估。包括医疗风险的原因、医疗风险后果及其发生的可能性，确认风险的性质并获得有关数据，为选择处理方法，进行正确的风险管理决策提供依据。

3. 医疗风险控制。医疗风险控制是针对经过医疗风险识别、风险评估之后的风险问题采取的措施，是风险管理的核心内容，主要包括：

（1）风险预防，即采取积极预防措施预防风险事件的发生。

（2）风险承担，是指无法用回避风险、减少风险、转移风险等策略应对时，才采用这种对策。

（3）风险转移，将风险责任转给保险公司等其他机构。

（4）风险回避，即停止提供可能产生某种风险的医疗服务项目。

（5）风险取消，有些医疗服务项目，如果风险发生率太高，或是购买保险的费用过高，对医院影响大，可考虑取消这些服务项目，从而完全避免此类风险事件发生。

（6）风险处理中的法律事项准备，对高风险诊疗项目相关医疗文书的书写进行监控，尤其是知情同意告知等内容。定期更新或修订医院相关医疗文书。

（7）风险教育，通过开展针对医疗安全事件、医患沟通、医疗纠纷、法律法规等的教育学习，增强职工的风险意识。

4. 医疗风险的持续改进。

（1）根据医疗风险信息来源不同，主管职能部门采取相应的形式调查确认发生的事实，并指导风险发生部门科室进行相应的处理。

（2）及时进行总结，重点发现体制上、流程上、制度上的缺陷或漏洞。

（3）投入人、财、物力解决问题以及采取有针对性的培训。

（4）各职能部门根据缺陷或漏洞及时提报分管领导和委员会组织修订完善相关的制度和流程并实施。

（5）对医疗质量检查标准项目修订并落实检查。

（6）按照医院各项规章制度进行相应的奖惩。

第三节 医疗风险的控制实例

一、医疗风险等级与医疗风险管控方式要求

根据医疗风险管理的要求，医院印制了《风险管理与应急管理记录本》，供全院所有部门、科室使用，并结合医院实际情况，每年进行修订。记录本内容涵盖了各临床科室和职能部门筛选出的潜在风险事件，要求各临床科室和职能部门负责人高度重视此项工作，组织科室骨干人员通过头脑风暴法，对照记录本的潜在风险事件清单，应用 FMEA 风险评估模式，针对具体事件，结合根因分析法，对各种影响因素充分评估。经过客观公正的评价分析后完成评分。对于在评分中新排查出的潜在风险事件，可以在空白处自行填写并评价打分，并作为医疗风险管理的重要环节。

由于"同一个潜在风险事件的风险值"在不同的医疗机构或同一医疗机构的不同专业科室、同一医疗机构的同一专业科室可能都不相同。因此，临床科室或职能部门对潜在风险事件进行评价打分后会形成具有科室特色的潜在风险事件排名。

医院要求各临床科室根据风险值将风险事件分为五级，其中，四级、五级的潜在风险事件依次对应低度潜在风险事件、轻微潜在风险事件，应对上只需要引起警觉，加强注意，不需要制定风险管控方案或演练；将风险值在 30 分以上的"潜在风险事件"按风险值的分值区间逐步提高，可区分为三级、二级、一级，依次对应中度潜在风险事件、高度潜在风险事件、重大潜在风险事件，要求科室需要逐步提高警觉，需要制定风险管控方案或演练；针对 70 分以上的重大潜在风险事件，或许还需要采取强制措施控制风险，详见表 7-1。

相应的风险管控方案或演练需要记录入年度科室风险管理控制方案记录，或年度科室应急培训及演练计划中，确保科室能够真正提高应对能力。

表7-1　潜在风险事件风险等级与风险管控方式要求

潜在风险 事件名称	重大潜在 风险事件	高度潜在 风险事件	中度潜在 风险事件	低度潜在 风险事件	轻微潜在 风险事件
潜在风险 事件等级	一	二	三	四	五
风险值	大于70分	50～69分	30～49分	20～29分	＜19分
风险 控制 方式	时刻警觉！需立即制定风险管控方案或演练或采取强制措施控制风险	高度警觉！需立即制定风险管控方案或演练	加强警觉！需制定风险管控方案或演练	适当警觉即可，不需制定风险管控方案或演练	不需制定风险管控方案或演练

二、科室实际案例展示

普外科在医疗潜在风险事件的评估过程中形成了本科室潜在的风险事件评分表，见表7-2。

表7-2　普外科医疗潜在风险事件评分表

潜在风险事件		发生的 可能性（A）	后果严重 程度（B）	应对 能力 （C）	风险值 （D=A×B×C）
分值		0～4	1～5	1～5	0～100
原序号	医疗类				
10	患者突发肺栓塞	4	5	3	60
14	麻醉期间低体温	3	4	3	36
19	手术人员洗手消毒不认真	3	4	3	36
20	诊断错误	3	4	3	36
40	术中所见与术前诊断明显不一致	2	4	4	32
5	危急值处理不及时	2	5	3	30
6	临时更改手术方案而未做知情同意签字	2	5	3	30
9	患者疾病超出诊疗能力	2	5	3	30

续表

潜在风险事件		发生的可能性（A）	后果严重程度（B）	应对能力（C）	风险值（D=A×B×C）
分值		0 ~ 4	1 ~ 5	1 ~ 5	0 ~ 100
原序号	医疗类				
11	患者突发呼吸心脏骤停	2	5	3	30
1	患者死亡（低风险）	2	5	3	30
15	非计划再次手术	2	5	3	30
28	麻醉期间反流误吸	2	5	3	30
59	患者过敏体质	2	5	3	30
68	异常指标术前未处理	2	5	3	30
77	对异常检查检验结果，未予分析处理记录	2	5	3	30

　　从上表可以看出，科室评出的风险事件与医院列表排序存在明显差别，与手术相关的问题占据了大部分风险事件。在排序前 15 名的潜在风险事件中，院级一级潜在风险事件有 11 个，反映了风险事件在不同科室的风险值不同的特点。

　　"患者突发肺栓塞"风险值达到 60 分，是风险值最高的潜在风险事件之一。本节将以此为例，分别介绍应急演练与风险管控方案两种应对模式的具体操作要点，以及需要记录的主要内容。

　　【方案一】

　　"患者突发肺栓塞"风险值达到 60 分，科室经评估后决定制订风险管控方案，填写年度科室风险管理控制方案记录，见表 7-3。并且，针对此风险事件，科室组织学习相关制度、流程和应急预案，将总结和持续改进情况记录入相应表格，见表 7-4。工作流程如下：

　　一、科室利用早交班或业务学习时间召集医务人员，针对"患者突发肺栓塞"运用头脑风暴法进行讨论，收集整理相关因素，合理运用根因分析法，找准主因，作出相应的因果分析图，有针对性地进行培训，学习相关制度和流程。

　　二、根据科室总结，确定高风险因素：包括住院患者 VTE 评估执行情况、围术期患者护理情况、围术期抗凝药物使用、突发肺栓塞的应急预案和抢救流程、相关科室协作等重要环节。其中，VTE评估是预防的第一道防线，科室需要强化学习院内文件及加强对临床医师的监管。抢救是应对"患者突发肺栓塞"时的最关键环节，对于医师的知识储备和医护配合有严格要求，必须熟练掌握。要求科室全员在遇到紧急情况时应当临危不乱、安全有序地完成各项抢救工作。

三、科室对以上工作进行总结，重点强化科室医师对VTE评估制度的执行。相关内容完整记录在表格中，完成科室风险管控工作。对于本次没有达到要求的项目，给予持续改进，形成新的制度或流程。

表7-3　年度科室风险管理控制方案记录

序号	整改日期	整改主题	风险值
1			
2			
3			

备注：

1. 年度风险管理控制方案的制订是根据"风险评价表"调研的结果。

2. 各临床科室、职能部门的计划应在年初选好主题。

3. 风险管理控制方案则由临床科室和职能部门针对风险值进行排序，依次制订整改方案。通过制定科室制度及流程的改进措施，有效地降低潜在风险事件的发生概率。

三、风险管控方案相关总结

（一）掌握并严格执行VTE评估制度，医疗和护理分别完成相关的入院评估表单的填写，具体表单内容及填写要求参考学习医院相关文件。

（二）熟练掌握急性肺栓塞患者应急预案

1. 患者应绝对卧床休息，避免下肢过度屈曲，保持大便通畅，避免用力，防止管内压力突然升高，造成血栓脱落。

2. 保持氧气供需平衡，有低氧血症者可经鼻导管或面罩给氧。

3. 观察下肢深静脉血栓形成的征象：测量和比较下肢周径，并观察有无局部皮肤颜色的改变，有无发绀。

4.严密监测呼吸、意识、生命体征的改变，出现呼吸困难，立即报告医生及时处理。

5.密切观察出血征象，遵医嘱及时、正确给予抗凝溶栓制剂，监测疗效及不良反应。

6.给患者安全感。按医嘱及时、准确给予镇痛、止痛药物，应用心理护理技巧，减轻患者的恐惧、焦虑的心理。

（三）做好抢救药品的储备，熟练掌握抢救药品使用。

（四）做好多科室协作，确保会诊及转科治疗流程的顺利执行。

（五）做好出院患者的健康宣教和治疗指导。

以上概括内容进一步细化后填写进相应表格。

表7-4 风险管理控制方案

整改时间		整改题目		主持人	
参加人员手写签到：					
整改目的及主要内容简要描述：					
整改结果：（新的制度、流程、应急预案）					

【方案二】

"患者突发肺栓塞"风险值达到60分，属于高度风险事件，科室既往曾有过此类突发事件发生，故决定选择演练。并将演练记录入年度科室应急培训及演练计划中，见表7-5。通过演练提高科室全员应对能力，掌握此风险事件相关的制度、流程，并结合实际及时作出针对制度及流程的改进措施，有效降低潜在风险事件的发生。应急培训及演练计划的实施要求如下：

一、应急演练前知识培训：将此培训内容纳入医护人员的常规培训计划，针对科室人员的实际情况和需求，进行个性化的辅导和提高。培训的实施主要包括：根据医疗风险的特点和实际情况，制定详细的培训计划，包括培训时间、地点、人员、内容、方式等；培训对象应包括全体医务人员，特别是临床医生、护士等直接接触患者的医务人员；在培训过程中，应注意提高医务人员的风险意识和应对能力，同时加强团队协作和沟通能力的训练。通过以上工作，提高科室医务人员的学习积极性和参与度，确保每位员工都能熟悉和掌握预案内容。

二、应急演练：提前编写脚本，按要求组织应急演练，注重实践操作，通过模拟演练的方式提高医务人员的应对能力和反应速度，提高医护人员的应对能力。在演练结束后进行总结和反馈，针对不足之处进行改进，不断完善。

三、根据应急演练需求，提前储备必要的医疗物资、设备和药品，确保在风险发生时能够迅速调配，有力应对。

四、通过应急演练加强与其他科室或部门的沟通与合作，必要时开展联合演练和培训，提高协调与合作能力。

五、工作流程

（一）科室利用早交班或业务学习时间召集全科医务人员，针对"患者突发肺栓塞"进行头脑风暴法讨论，收集整理相关因素。在讨论中合理运用根因分析法，找准主因，作出相应的因果分析图，详细列出风险识别、评估、处理的步骤，并确保各步骤的明确性和可操作性。

（二）根据科室总结，确定高风险因素：包括住院患者 VTE 评估执行情况、围术期患者护理情况、围术期抗凝药物使用、突发肺栓塞的抢救流程、相关科室协作等重要环节。其中，VTE 评估是预防的第一道防线，科室需要强化学习院内文件及对管床医师的监管。肺栓塞的抢救是应对的最关键环节，对于医师的知识储备和医护配合都有严格要求，为了促进实战效果，需要制定演练脚本，进行模拟演练。

（三）设定脚本并实际演练，以此发现临床在此项事件处理中的薄弱点及缺陷，并加以改正，达到科室全员在遇到紧急情况时能临危不乱、安全有序地完成各项抢救工作。

（四）对培训及演练的结果进行总结，形成新的制度或流程，持续改进。相关内容完整记录至表格中，见表 7-6，完成科室风险管控工作。重点强化科室医师对 VTE 评估制度的执行。

【科室应急演练脚本示例】

场景设置：普外科术后恢复室

角色设定：

医生 A：术后恢复室值班医生

护士 B：术后恢复室护士，负责监测和记录患者情况

患者 C：刚完成手术，处于恢复期，突然出现肺栓塞症状

患者家属 D：陪护，照顾起居

演练流程：

患者 C：在术后恢复期间突然出现呼吸困难、胸痛等症状，护士 B 立即赶到患者床旁，观察患者情况，并报告医生 A。

医生 A：迅速赶到患者 C 床旁，初步评估情况，怀疑为肺栓塞。

医生 A：立即通知相关科室及上级医生，同时嘱咐护士 B 准备急救药品和设备。

护士 B：遵医嘱给予患者 C 高流量吸氧，建立静脉通道，并采集血液标本进行相关检查。

医生 A：对患者 C 进行心电监护，监测生命体征，同时进行体格检查，进一步确诊为肺栓塞。

会诊医师及上级医生赶到现场，与医生 A 共同商讨治疗方案。（此处高危患者紧急转运 ICU 病区，涉及转运相关流程，包括转运工具，转运途中设备设施，药品管理等。低危患者继续科内治疗，本脚本设定留在科室）考虑到患者 C 刚完成手术，结合指南及诊疗流程，决定先进行溶栓治疗，待病情稳定后再进行进一步治疗。

护士 B：遵医嘱给予患者 C 溶栓药物，同时监测患者的生命体征变化及不良反应。

在溶栓过程中，医生 A 和护士 B 密切观察患者 C 的反应，如出现异常情况及时处理。经过及时治疗，患者 C 的病情逐渐稳定，生命体征恢复正常。医生 A 和护士 B 继续观察病情变化，并做好记录。

最后，医生A向患者C及家属D解释病情和治疗方案，叮嘱注意事项。

同时对患者C进行心理疏导，缓解其紧张情绪。

实际演练后，科室需要完成相关应急管理相关记录本的填写，在填表过程中再次回顾分析此次演练中的缺陷和不足，总结经验，完善相关制度及流程的梳理与改进。为今后工作的开展留存资料，提供依据。

表7-5　年度科室应急培训及演练计划

序号	计划日期	培训及演练内容	科室评价风险值
1			
2			
3			

1. 年度应急演练计划的制订是根据"风险评价表"调研的结果。

2. 各科室、职能部门的计划应在年初填写好，应急培训与演练至少每季度1次，进行知识培训后按照预案及脚本实操进行应急演练。

3. 计划内容应与本科室、职能部门工作相关的应急培训及演练内容。

表7-6　应急演练相关材料表单

应急培训记录（一）（每次演练前先做好演练需要的知识培训）

培训时间		培训题目		讲师	
参加培训人员手写签到：					
培训内容简要描述：					
培训考核情况：（每名学员考试分数写在下边，另后附试卷）					
培训效果评估： 培训知识是否掌握：□掌握□不掌握培训目的意义是否清晰：□清晰□不清晰 培训效果是否达到：□达到□未达到对培训讲师是否满意：□满意□不满意					
本次培训总结、存在问题及改进措施（用数据说明培训的参与率、培训合格率和培训满意度情况，培训内容适宜及业务指导作用、培训组织及准备情况、学员听课情况等）					

记录人签字：　　　　　　　　　　科室主任（护士长）签字：

应急演练记录

演练时间	年　月　日	演练地点	
演练内容		演练方式	□实战演练 □桌面演练
演练指挥	总指挥：　　　　　　　　　　　　职务： 总策划：　　　　职务：　　　　　联系方式：		
组织科室	配合科室	演练器材	
参与演练 人员签到			
参与演练 人数		承担演练 角色的人数	
演练过程简要 描述			
演 练 评 估	预案评估	操作性：□全部能够执行□执行过程不够顺利□明显不适宜 适宜性：□能满足应急要求□基本满足□不充分，必须修改	
	脚本评估	演练场景：□客观、科学□有缺失□不正确 演练流程：□客观、科学□有缺失□不正确 演练角色：□客观、科学□有缺失□不正确 角色语言：□客观、科学□有缺失□不正确	
	演练评估	参演人员：□好□较好□基本到位□不到位 现场物资：□好□较好□基本到位□不到位 演练安全措施：□好□较好□基本到位□不到位	
	指挥评估	整体组织指挥：□好□较好□基本到位□不到位 各应急小组分工：□好□较好□基本到位□不到位	
	总体评价	□优秀□良好□基本合格□不合格	
演练情况总结 及存在问题	演练情况总结：（总结请从该次演练组织层次是否清晰，指挥系统是否有效、 人员分工是否明确，是否体现良好的合作，各部门是否无缝隙衔接，对突发事件 善后工作是否有效安排及还原能力，还包括人员参与到位情况、现场的态度等） 演练存在的问题：		
原因分析及整 改措施（原因 和措施要和上 面存在问题 ——对应）	原因分析： 整改措施（确切、有效、有明确的责任人和完成的时间节点）：		
演练用时	记录人	总指挥签字	

117

应急培训及演练照片留存粘贴纸

演练时间：　　　　　　　　演练内容：　　　　　　　主持人：

1.应急培训及演练通知公示、发布的照片
2.应急培训现场照片
3.应急演练各环节照片（按演练步骤逐一用照片体现，并附文字说明，重要环节应体现"急"）

第八章　医疗风险管理的持续改进

　　医疗风险管理的持续改进是确保医疗质量和患者安全的重要手段。随着医学技术的不断发展和患者对医疗服务需求的不断提高，医疗风险管理的难度也不断加大。由于医疗机构从业人员的风险意识、专业技术水平参差不齐，例如，一些医务人员的专业技能和知识欠缺，或者在医疗活动中存在不规范行为，都可能成为医疗风险的成因。因此，医疗风险管理工作时刻面临着挑战。为适应不断变化的医疗环境和社会环境，医疗机构必须不断进行医疗风险管理工作的持续改进。

　　2016 年 9 月颁布的《医疗质量管理办法》第四章专门就"医疗质量持续改进"进行了详细论述。要求"医疗机构应当熟练运用医疗质量管理工具开展医疗质量管理与自我评价，根据卫生计生行政部门或者质控组织发布的质控指标和标准完善本机构医疗质量管理相关指标体系，及时收集相关信息，形成本机构医疗质量基础数据"。第八章对"医疗质量管理工具"定义为"为实现医疗质量管理目标和持续改进所采用的措施、方法和手段，如全面质量管理（TQC）、质量环（PDCA 循环）、品管圈（QCC）、疾病诊断相关组（DRGs）绩效评价、单病种管理、临床路径管理等。"

　　医疗风险管理的持续改进需要运用多种管理工具和方法。不同的医疗机构及其不同的职能部门和临床、医技科室等采用的管理工具也各有特色，如：护理偏向于使用 PDCA，医疗纠纷偏向于使用根因分析（RCA），医院质量管理则偏爱QCC。各医疗机构及其各部门、科室还可以根据实际情况不断调整和优化管理工具和方法的选择与应用，以实现持续改进和提高医疗质量和患者安全的目标。

　　本章着重介绍质量环（PDCA 循环）、根因分析（RCA）和品管圈（QCC），并展示护理部运用质量环（PDCA 循环）持续改进住院患者跌倒／坠床风险管理的实际案例。

第一节　医疗风险管理持续改进常用管理工具

一、质量环（PDCA 循环）

PDCA 循环也被称为戴明环。作为一种最常用的管理工具，PDCA 循环包括 4 个阶段：计划（Plan）、执行（Do）、检查（Check）和行动（Act）。这 4 个阶段又可以分为 8 个步骤，形成一个闭环，不断循环迭代，推动组织实现持续改进和创新发展。

（一）计划阶段（Plan）

计划阶段是 PDCA 循环中的第一阶段。通过计划，确定质量管理的方针、目标，以及实现该方针和目标的行动计划和措施。计划阶段包括 PDCA 循环中的前四步，依次是：

第一步，通过对现状的评估和问题的识别，明确需要改进的目标和期望得到的结果。

第二步，针对找出的问题，通过数据收集、调查研究和实地考察等方式发现其产生原因和影响因素。

第三步，全面的了解和分析存在的问题、风险因素和挑战，找出主要的影响因素。

第四步，制定改善质量的措施，提出行动计划，并预计效果。在进行这一步时，要反复考虑并明确回答以下问题：①为什么要制定这些措施（Why）；①制定这些措施要达到什么目的（What）；③这些措施在何处即流程的哪个阶段、哪个环节或在哪个部门执行（Where）；④什么时候执行（When）；⑤由谁负责执行（Who）；⑥用什么方法完成（How）。以上六个问题，归纳起来就是原因、目的、地点、时间、执行人和方法，亦称 5W1H 问题。

（二）执行阶段（Do）

执行阶段是 PDCA 循环中的第五步，按照计划执行实施改进措施。首先要明确每个改进措施的责任人，并确保责任人具备实施改进措施的能力和资源。其次，责任人实施过程中应该严格按照既定计划进行，同时应该及时根据实际情况进行适当的调整和优化。最后，通过对改进计划的实施进度进行监控和管理来及时发现和解决实施过程中出现的问题和障碍，并及时记录。

（三）检查阶段（Check）

检查阶段是 PDCA 循环中的第六步，主要是检查计划的执行效果。收集和分析相关数据，对改善措施进行效果确认、检查，将改进效果与预期目标进行对比，分析差距和不足之处，找出原因和问题所在。若改善措施没有效果，则需要返回到第一阶段，继续分析问题的原因；若改善措施效果显著，则进入下一个处理阶段。

（四）行动阶段（Act）

行动阶段是 PDCA 循环的最后一个阶段，也是新的一个循环的起点，需要进一步优化和改进工作流程和管理体系，包括如下两个步骤：

第七步，对检查出来的各种问题进行处理，保证针对性和实效性的同时，需要考虑资源的合理配置和有效利用，形成经验教训总结，正确的加以肯定。要注重整体性和协调性，对工作流程进行优化和改进，并总结成文进行固化、标准化。确保流程之间的顺畅衔接和高效运行，以提高工作效率和质量。

第八步，提出尚未解决的问题。通过检查，对效果还不显著，或者效果还不符合要求的一些措施，以及没有得到解决的质量问题，不要回避，应本着实事求是的精神，把其列为遗留问题，反映到下一个循环中去。

二、根因分析（RCA）

根因分析（Root Cause Analysis，RCA）通过深入探究并确定问题的根本原因，制定有效的解决方案，从而防止类似问题的再次发生。在进行 RCA 时，通常需要收集数据、分析事实、确定潜在的根本原因、进行验证和确认，并最终制定改进措施。RCA 可以通过多种方法进行，例如因果分析图、5W1H 分析等。这些方法可以帮助团队成员从不同的角度分析问题，逐步深入到根本原因。在分析过程中需要注意区分直接原因和间接原因，以及识别潜在的系统性因素。此外，RCA 能够增强组织的团队合作和沟通协调能力，提升整个组织的绩效和竞争力。

RCA 在医疗风险管理中的作用：

1. 通过收集数据和反馈，分析医疗差错、不良事件等风险的根本原因，了解问题发生的内在机制和影响因素。

2. 根据分析结果，制定相应的纠正措施，改善医疗流程和管理体系，降低类似风险再次发生的可能性。

3. 通过 RCA 的应用，提高医务人员对风险的意识和应对能力，使其能够更好地识别、评估和控制医疗风险。

综上所述，借助 RCA 的应用，医疗机构可以深入分析医疗差错、不良事件等医疗风险的根本原因，制定出有针对性的改进措施，降低医疗风险对医疗质量和患者安全的影响。帮助医疗机构建立风险防范机制，提高整体风险管理水平。在实际工作中，医疗机构应该将回顾性分析的 RCA，与作为前瞻性研究的 FMEA 有机结合，熟练应用，才能更好地完成医疗质量的管理和提升。

三、品管圈（QCC）

品管圈（Quality Control Circle，QCC）是指在同一场所、工作性质相类似的基层人员，自动自发组织起来，借助团队力量，运用品质管理的手法，进行持续性的品质改善活动。QCC 的目的在于提高工作效率，提升产品质量，改善工作环境，提高员工的参与度和满足感，促进团队和个人成长。

（一）品管圈特点

1. 自主性：品管圈的成员自发组织，自主管理，积极参与品质改善活动。

2. 团队合作：品管圈的成员通过团队协作，共同解决工作中遇到的问题。

3. 持续改进：品管圈的成员运用品质管理手法，持续改进产品、过程和体系，不断提高工作质量和效率。

4. 创新性：品管圈的成员通过创新思维和方法，寻找新的改善机会和突破口。

5. 科学性：品管圈的成员运用科学的方法和工具，进行数据分析和问题解决。

（二）品管圈的十大步骤

1. 主题选定：品管圈的活动主题和目标应具有实际意义和可操作性，同时应遵循组织的目标管理方向、领导的方针、上级的指示要求。

2. 拟定活动计划书：详细的计划包括活动的时间表、目标、资源需求和人员分工。要确保计划具有足够的灵活性，做好规划，按照进度规划去执行操作。

3. 现状把握：通过调查、检查和数据分析等方式收集有关选定主题的数据和信息，了解当前的质量状况。

4. 目标设定：目标应具有挑战性，但也要考虑到可行性和资源限制。要基于现状把握的结果，设定具体的、可衡量的目标。

5. 解析：分析问题的根本原因，根据二八法则找出的改善重点，列举出所有的可能原因。

6. 对策拟定：分析问题的根本原因，制定有针对性和可操作性的解决措施，在此过程中不断融入创造性的思考方式，有效地解决问题。

7. 对策实施与检讨：将制定的对策付诸实践，实施过程中进行监控和调整，及时解决实施过程中出现的问题，调整对策。

8. 效果确认：对对策实施后的效果进行检查和评估，确定是否达到了预期的目标和效果，包括有形成果、无形成果和附加效果进行评定。

9. 标准化：应将效果良好的改进措施标准化，纳入日常管理体系，以便在未来继续保持改进成果。

10. 检讨与改进：对整个品管圈过程进行回顾和总结，总结经验和教训，找出成功和不足之处，持续改进品管圈的流程和方法。

第二节　医疗风险管理持续改进案例展示

【护理风险质量管理——跌倒／坠床管理持续改进工作总结】

护理质量管理与持续改进是护理工作的重要内容，不仅直接影响着患者的安全和健康，也影响到医院的整体医疗质量。护理风险质量管理工作重在预防，贵在持续改进，需要不断加强风险管理的相关制度建设，提高护理人员的风险识别能力、评估能力和应急处置能力。全体护理人员应当牢固树立风险防范意识、质量意识和安全意识。在强化护理风险质量管理的同时，护理部结合质控检查发现的问题，总结并制定了针对临床科室的二级监管表，安排经验丰富的质控小组护士长走进临床科室进行质控检查和业务指导，对存在的护理隐患进行分析，提出有效的整改措施，并限定整改时间，从而使护理工作更加标准化、制度化、规范化。

一、2023 年一季度各临床科室得分及护理隐患占比

2023 年一季度，护理部对全院 25 个护理单元进行了护理风险管理的二级监管质量检查，覆盖率为 100%。

1. 一季度各护理单元得分情况，见图 8-1。

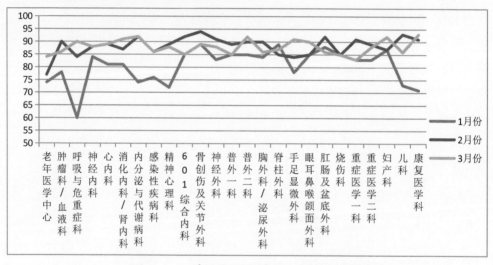

图8-1 一季度各护理单元二级监管得分

2. 护理风险质量管理二级监管表分为 7 类 32 条，本次检查项目共计 2400 项。检查发现存在护理隐患共计 510 项，占比 21%，具体如下：

护理安全不良事件：护理隐患 32 项，占 6.28%；压力性损伤管理：护理隐患 68 项，占 13.33%；科室应急管理：护理隐患 74 项，占 14.51%；护理安全管理：护理隐患 79 项，占 15.49%；管路风险管理：护理隐患 81 项，占 15.88%；意外风险并发症：护理隐患 87 项，占 17.06%；跌倒 / 坠床管理：护理隐患 89 项，占 17.45%。见表 8-1。

表8-1　一季度护理风险质量管理护理隐患汇总表

序号	护理隐患类型	数量	占比
1	跌倒/坠床管理	89	17.45%
2	意外风险并发症	87	17.06%
3	管路管理	81	15.88%
4	护理安全管理	79	15.49%
5	应急管理	74	14.51%
6	压力性损伤管理	68	13.33%
7	护理安全不良事件	32	6.28%

3. 从以上汇总表可见，一季度护理风险质量管理突出的护理隐患为跌倒/坠床管理。虽然在实际工作中并未发生患者跌倒/坠床，但是，检查出跌倒/坠床护理隐患共计89项。其中，健康宣教落实不到位35项，占39.33%；护士对知晓内容掌握不全面或不熟练27项，占30.33%；风险评估与实际病情不相符，有高危低评或漏评15项，占16.87%；高危患者床头未悬挂警示标识10项，占11.23%；入院评估率未达到100% 2项，占2.24%。见表8-2、图8-2。

表8-2　一季度跌倒/坠床护理隐患数量汇总表

序号	跌倒/坠床护理隐患	数量	占比
1	健康宣教落实不到位	35	39.33%
2	护士对知晓内容掌握不全面或不熟练	27	30.33%
3	风险评估与实际病情不相符，有高危低评或漏评	15	16.87%
4	高危患者床头未悬挂警示标	10	11.23%
5	入院评估率未达到100%	2	2.24%

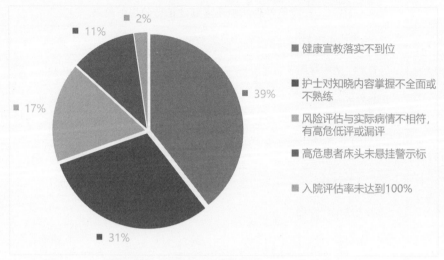

图8-2　一季度跌倒/坠床护理隐患占比

- 健康宣教落实不到位
- 护士对知晓内容掌握不全面或不熟练
- 风险评估与实际病情不相符，有高危低评或漏评
- 高危患者床头未悬挂警示标
- 入院评估率未达到100%

二、跌倒 / 坠床护理隐患原因分析

1. 护理质控小组组织护理相关人员运用头脑风暴法和根因分析法进行分析后得到以下鱼骨图，见图 8-3。

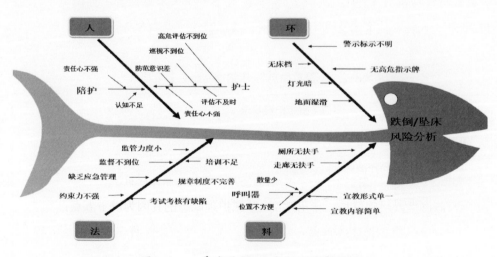

图8-3　一季度跌倒/坠床护理隐患原因

2. 根据因果分析图，结合护理部对各科室各层级护理人员访谈，质控小组总结出护理工作在跌倒 / 坠床护理隐患上的主要原因，见表 8-3、图 8-4。

表8-3　一季度跌倒/坠床护理隐患主要原因

序号	主要原因	频次	占比
1	责任护士责任心不强，患者病情变化未及时动态评估，对护理跌倒/坠床高风险患者的健康宣教不重视，落实不到位	42	20.94%
2	陪护人员经验缺乏，预防跌倒/坠床相关措施落实不到位	41	20.47%
3	科室对跌倒/坠床应急管理重视不够	35	17.42%
4	责任护士对跌倒/坠床预防措施落实不到位，警示标识不显眼，或未能及时悬挂高危指示牌	32	16%
5	科室未制订有针对性的跌倒/坠床质控计划，跌倒/坠床质量安全相关记录材料准备不完善	24	11.77%
6	宣教工作不到位，环境管理不达标，看不到科室环境存在的风险，未做到防患于未然	8	3.76%
7	护理人员防范意识差，缺乏自我保护意识，存在漏评现象	7	3.53%
8	各科室跌倒/坠床规章制度不健全，约束力弱，监督不严，督察不力	4	2.35%

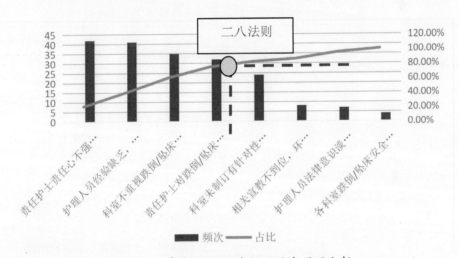

图8-4　一季度跌倒/坠床护理隐患原因分析

3.通过二八法则分析，得出跌倒/坠床护理隐患的真因为以下五点：

（1）责任护士责任心不强，患者病情变化未及时动态评估，对跌倒/坠床高风险患者的健康宣教不重视，落实不到位；

（2）陪护人员经验缺乏，预防跌倒/坠床相关措施落实不到位；

（3）科室对跌倒/坠床应急管理重视不够；

（4）责任护士对跌倒/坠床预防措施落实不到位，警示标识不明显或未及时悬挂高危指示牌；

（5）科室未制订有针对性的跌倒/坠床质控计划，相关记录材料准备不完善。

三、设立2023年4—6月份持续改进的目标

1. 加强健康宣教，健康宣教落实不到位隐患数量下降10项；

2. 加强培训，护士对知晓内容掌握不全面或不熟练隐患数量下降10项；

3. 严格管理，风险评估与实际病情不相符，有高危低评或漏评隐患下降5项；

4. 加强监管，高危患者床头未悬挂警示标识隐患数量下降5项；

5. 加大处罚力度，入院评估率未达到100%隐患数量下降2项。

四、跌倒/坠床风险质量管理护理质量改进计划

科室针对以上真因，制定跌倒/坠床护理隐患质量管理改进计划，见表8-4。

表8-4　一季度跌倒/坠床护理隐患质量管理改进计划

真因	对策	负责人
责任护士责任心不强，患者病情变化未及时动态评估，对护理跌倒/坠床高风险患者的健康宣教不重视，落实不到位	1. 开展案例分析会，加强护理人员跌倒/坠床风险意识教育，提高对跌倒/坠床风险的认识和防范能力； 2. 建立健全跌倒/坠床安全工作质量管理体系，对有跌倒风险者或下肢活动障碍患者的科室统一进行动态评估管理，加强对患者预防跌倒及骨折风险的相关知识宣教	护理部
陪护人员缺乏经验，预防跌倒/坠床相关措施落实不到位	1. 通过案例讲解跌倒/坠床的危害性，如跌倒导致髋骨骨折的危害，结合措施为陪护人员和患者做好宣教； 2. 进行防跌倒/坠床应急预案演练活动	科室护理风险管理质控专员
科室对跌倒/坠床应急管理重视不够	对各临床科室的质控员进行相应的应急管理培训	护理部
责任护士对跌倒/坠床预防措施落实不到位，警示标识不明显或未及时悬挂跌倒高危指示牌	1. 在科室内组织跌倒/坠床警示教育，制作相关宣传手册及科普视频； 2. 质控专员根据科室条件进行及时整改	科室护理风险管理质控专员
科室未制订有针对性的跌倒/坠床质控计划，相关记录材料准备不完善	1. 开展护理大讲堂，对护理人员进行跌倒/坠床风险管理培训； 2. 通过督导检查对上月质控中发现问题进行追踪、复查	护理部

五、制定整改措施

科室针对改进计划制定具体整改措施，见表8-5。

表8-5　一季度跌倒/坠床护理隐患整改措施

计划完成时间	完成的具体项目	责任人
午间讲堂	开展护理大讲堂，对各层级护理人员进行跌倒／坠床风险管理培训	护理部
午间讲堂	开展案例分析会，加强对护理人员跌倒／坠床风险意识教育，提高对跌倒／坠床风险的认识和防范能力，提高自我保护意识	护理部
每月	通过督导检查对上月质控中发现问题进行追踪、复查。对护理人员进行定期培训，进行针对防跌倒／坠床的应急演练活动，优化护理程序，提高护理技能和应对跌倒／坠床应急能力	护理部质控员
每月	对科室跌倒／坠床风险管理进行实时监管，随时发现问题随时整改，对跌倒高危患者进行动态评估管理	护士长
每月	发挥科室质控小组的质管作用，每月不定期对科室进行相关质控检查，细化跌倒／坠床风险的质量考核标准，及时发现可能造成跌倒／坠床的高危因素，对发现的问题责任到人	科室护理风险管理质控专员

六、效果确认

1.经过整改措施的实施，护理部再次对全院护理单元跌倒／坠床护理隐患进行评估，结果显示五项指标全部达标，完成设立的目标。具体完成情况见图 8-5~图 8-9。

（1）健康宣教落实不到位隐患下降25项，已达标。

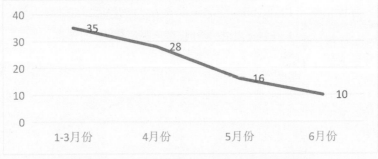

图8-5　一、二季度健康宣教隐患数量比较

（2）护士对知晓内容掌握不全面或不熟练隐患下降18项，已达标。

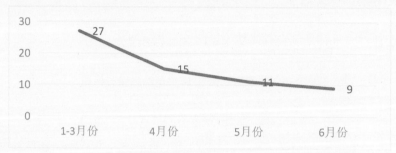

图8-6　一、二季度护士对知晓内容不掌握隐患数量比较

（3）风险评估与实际病情不相符，有高危低评或漏评隐患下降9项，已达标。

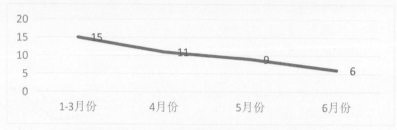

图8-7　一、二季度风险评估问题数量比较

（4）高危患者床头未悬挂警示标识隐患下降7项，已达标。

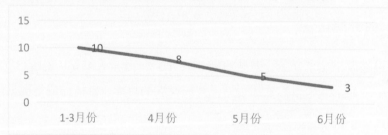

图8-8　一、二季度床头警示标识隐患数量比较

（5）入院评估率未达到100%隐患下降至0，已达标。

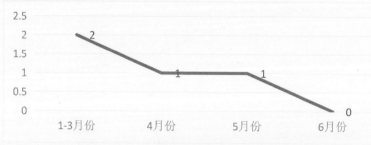

图8-9　一、二季度入院评估隐患数量比较

2. 整改前后对比分析。

（1）二季度对25个护理单元共检查2400小项，存在护理隐患395项，占16％；跌倒/坠床护理隐患28项，占16.46％。汇总后发现存在5类问题，见表8-6。

表8-6　二季度跌倒/坠床护理隐患汇总表

序号	跌倒/坠床护理隐患	数量	占比
1	健康宣教落实不到位	10	35.71％
2	护士对知晓内容掌握不全面或不熟练	9	32.14％
3	风险评估与实际病情不相符，有高危低评或漏评	6	21.42％
4	高危患者床头未悬挂警示标	3	10.71％
5	入院评估率未达到100％	0	0

（2）一、二季度跌倒/坠床管理5类护理隐患整改实施前后对比结果，见图8-10。

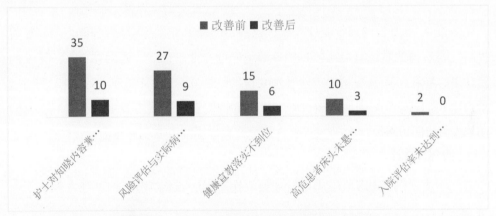

图8-10　一、二季度跌倒/坠床隐患数量比较

七、质量管理流程的优化

为了巩固跌倒/坠床风险质量管理的稳定性，经过3个月的工作实践，护理部形成了一套完整的管理流程，见图8-11。

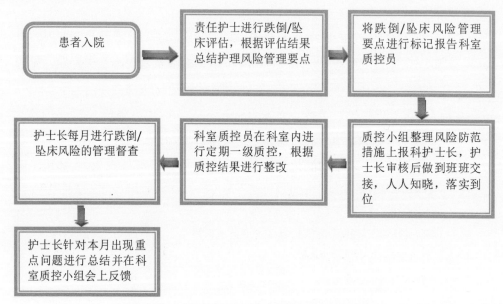

图8-11 跌倒/坠床风险质量管理流程优化图

八、实施的效果评价

通过4—6月份的连续质控实践，各科室的跌倒/坠床风险管理能力均有显著提高。科室内的质控员再次经过护理部组织的专业培训后，能够在科室护士长的领导下，在科室内开展护理风险管理知识的培训和学习。科室全部护理人员通过院内组织的跌倒/坠床风险质量管理讲座和课堂宣教，风险意识明显提升，对跌倒/坠床的认识更加深刻，防跌措施及宣教政策的落实率有明显提高。

1. 有形成果：

二季度跌倒/坠床风险质量管理整改实施后，跌倒/坠床护理隐患数量下降至28项。

2. 无形成果：

（1）通过本次风险质量管理持续改进，使院内的跌倒/坠床风险管理质量得到明显加强，患者的安全能够得到有效保障；

（2）能够更有效地落实各项制度、规范，规避了护理风险，减少了安全隐患；

（3）PDCA方法的运用使护理工作的团队精神和质量管理能力均得到提高。

（4）对跌倒/坠床高危患者进行跌倒认知水平与危险因素分析后，给予预防性的护理干预，有效提高患者认知水平，减少跌倒发生情况。

九、持续改进

1. 尚未解决的问题将纳入新的循环：针对跌倒 / 坠床风险质量管理，虽然二季度跌倒 / 坠床护理隐患数量较一季度明显下降，由 89 项下降至 28 项，但是，高危患者悬挂警示标识隐患在持续改进后为 3 项，此项隐患的整改措施最简单易行，因此，将作为下一步工作的监管重点。

2. 持续改进：将取得的改进效果进行公布，巩固有效成果；对存在的护理隐患进行原因分析后，进入到下一个质量改进循环，持续改进。

第九章　医疗质量（安全）不良事件管理与实践

我国不良事件报告系统包括原国家卫生计划生育委员会医政司主办的"医疗质量安全不良事件报告与学习平台"、国家食品药品监督管理总局建立的"国家药品不良反应监测系统"（含医疗器械不良事件监测信息系统）和国家疾病预防控制中心建立的"法定传染病报告系统"。国家卫生行政部门通过医疗机构上报的不良事件，可以获取更多的数据为医疗风险的政策管理提供依据并能及时了解医疗机构对不良事件发生及处理情况，便于采取相关防范和医疗质量改进措施。

医院应认真落实国家卫生行政部门的管理政策，设立专职部门负责医疗质量（安全）不良事件上报工作，进一步提高医务人员对医疗质量（安全）不良事件的识别能力和报告率，从而提高医院对风险防范的能力，避免类似不良事件的发生。

第一节　医疗质量（安全）不良事件上报制度

一、目的

1. 界定院内医疗质量（安全）不良事件的定义，制定上报和处理流程，确保当医院发生医疗质量（安全）不良事件时能按照规定报告、评估、处理，将影响和损失降到最低限度，并分析原因，改进流程，预防事件再次发生。

2. 促进医院质量安全文化建设，营造"医院安全，人人有责"的安全文化氛围，为医院持续质量改进与患者安全提供决策性支持。

二、定义及其定义来源

"医疗质量（安全）不良事件"，指临床诊疗过程中的不良事件。指在医疗机构内被工作人员主动发现的，或患者在接受诊疗服务过程中出现的，除了患者自身疾病自然过程之外的各种因素所致的安全隐患、状态或造成后果的负性事件。

定义来源：

1.《医疗质量管理办法》（国家卫计委令第 10 号，2016）第三十四条。

2. 国家卫生健康委办公厅《关于印发 2021 年国家医疗质量安全改进目标的通知》（国卫办医函〔2021〕76 号）"附件 2：2021 年国家医疗质量安全改进目标说明"。

三、医疗质量（安全）不良事件上报范围和类别

医院根据实际工作情况，将国家医疗质量不良事件分类进行细化，类别扩展到 14 类。

1. 医疗不良事件。

诊断错误事件、治疗错误事件、技术方法错误事件、部位错误、诊治对象错误、医嘱错误事件、检查检验错误事件（诊断错误、丢失标本、弄错标本、拍错部位、配错血、漏报、错报、迟报等）。麻醉事件（麻醉医师对手术患者术前未查房、术后未及时随访，麻醉方式、部位、药品剂量错误等）。知情同意事件、非预期事件、手术事件（非计划再次手术、非计划推迟手术、越级手术、医源性损伤、重大特殊手术未按规定报告等）。医疗投诉事件。严重违反医疗质量安全核心制度之首诊医师负责、三级医师查房、疑难病例讨论、会诊、急危重患者抢救、手术分级分类管理、术前讨论、死亡病例讨论、查对制度、病历书写与管理、值班与交接班、新技术和新项目准入、危急值报告、抗菌药物分级管理、手术安全核查、临床用血审核制度的各种情形。

2. 护理不良事件。

运输中病情变化、误吸／窒息、院内褥疮、坠床、跌倒、走失、识别患者错误、给药错误、输液反应、导管脱落／拔出、针刺伤、咽入异物、争吵打架、外伤烫伤等。严重违反医疗质量安全核心制度之分级护理制度、值班与交接班制

度、查对制度、危急值报告制度、手术安全核查制度、临床用血审核制度的各种情形。

3. 药品不良事件。

药物调剂错误（药剂师）、给药阶段错误（护士）、传送过程错误（运送）、信息流转错误（电脑）、药品召回事件、贵重药品丢失及损毁事件、药品标准缺陷、药品质量问题、用药失误、药品滥用等。

4. 药品不良反应。

指合格药品在正常用法用量下出现的与用药目的无关的有害反应。

新的药品不良反应指药品说明书中未载明的不良反应，说明书中已有描述，但不良反应发生的性质、程度、后果或者频率与说明书描述不一致或者更严重的，按照新的药品不良反应处理。

严重药品不良反应指因服用药品引起以下损害情形之一的反应：①引起死亡；②致癌、致畸、致出生缺陷；③对生命有危险并能够导致人体永久的或显著的伤残；④对器官功能产生永久损伤；⑤导致住院或住院时间延长；⑥导致其他重要医学事件，如不进行治疗可能出现上述所列情况的。

5. 院感不良事件。

疑似院感暴发预警事件、血液滤过 / 血液置换感染事件、环境卫生学监测事件（同一项目屡次出现超常现象、未按规定对多重耐药菌感染等患者与有创患者、免疫力低下患者实施隔离等）、院内感染个案、医疗废物事件、使用不合格的消毒器械、消毒灭菌失败、重点科室（手术室、分娩室、血透室、口腔科、产科、重症医学科、消毒供应室、呼吸科、老年病科等）院感防控隐患（多重耐药菌感染预警、消毒隔离隐患、I 类手术切口感染、手卫生隐患等）。

6. 医疗器械不良事件。

是指获准上市的质量合格的医疗器械在正常使用情况下发生的，导致或者可能导致人体伤害的各种有害事件。

7. 公共设施、公共设备、公共环境不良事件。

因公共设施、公共设备、公共环境等管理维护不力，导致的跌倒、意外伤害、医疗纠纷等不良事件。如非计划停水、停电、停气事件，跑水事件、电梯故障事件、跑冒滴漏事件、暖气空调故障事件、冬季防寒事件，热水供应和热水间湿滑事件、环境卫生事件、物资转运事件（延迟、遗忘、丢失、物件错误等）、静态交通影响医患通行事件、雨雪天气室内外路面湿滑事件、指示指引标识模糊延误就诊抢救事件、急救车道车位被占用、残疾人辅助设施（卫生间、坡道）不全等。危及医患等人员人身安全的食品安全事件、食品消毒事件等。基建安全事件等。

8. 治安消防不良事件。

治安事件、危险品管理事件、消防安全事件、毒麻药品管制事件等。如患患冲突、患者冲动伤人、损物事件，药品医疗器械丢失、患者及家属、医务人员财物丢失，患者走失、患者自杀自伤、家属自杀自伤等，火灾隐患或事件等。

9. 网络信息不良事件。

网络信息有关的传递错误事件。包括网络设备故障、服务器故障、软件故障、硬件故障、信息丢失、篡改、销毁、黑客攻击、计算机病毒、内部外部泄密导致的网络故障或瘫痪，监控设备问题，壁挂电视因网络原因不能正常使用等。严重违反医疗质量安全核心制度之信息安全管理制度的各种情形。

10. 职业伤害事件。

被物理、化学或生物等有害因素影响造成损害的事件，包括血源性职业暴露、放射性职业暴露、化学性职业暴露和其他职业暴露，如针刺伤、锐器伤、实验动物咬伤、辐射过量、未行防护、误照射等异常事件。

11. 输血不良事件。

在输血过程中因操作错误或记录错误引起的不良事件或血液过期、血袋本身问题（破损，血液乳糜、血液中含有漂浮物、血液直抗阳性等）、输血过程中出现的输血不良反应等事件。

12. 生物安全不良事件。

生化污染事件、生物安全突发事件等。

13. 行政不良事件。

由管理流程、制度或机制问题造成的事件、职能部门不作为导致的事件。

14. 其他不良事件。

四、医疗质量（安全）不良事件分级

1. 一级事件（警讯事件）：是指患者非预期的死亡，或是非疾病自然进展过程中造成永久性功能丧失。

2. 二级事件（不良后果事件）：在疾病医疗过程中是因诊疗活动而非疾病本身造成的患者机体与功能损害。

3. 三级事件（未造成后果事件）：虽然发生了错误事实，但未给患者机体与功能造成任何损害，或有轻微后果而不需任何处理可完全康复。

4. 四级事件（隐患事件）：由于及时发现错误，未形成事实。

五、医疗质量（安全）不良事件报告

1. 法律依据。

（1）《医疗质量管理办法》（国家卫计委令第 10 号，2016）第三十四条规定，国家建立医疗质量（安全）不良事件报告制度，鼓励医疗机构和医务人员主动上报临床诊疗过程中的不良事件，促进信息共享和持续改进。医疗机构应当建立医疗质量（安全）不良事件信息采集、记录和报告相关制度，并作为医疗机构持续改进医疗质量的重要基础工作。

（2）《医疗质量安全事件报告暂行规定》（卫医管发〔2011〕4 号）

（3）三级医院评审标准实施细则（2022 版）

（4）患者安全专项行动方案（2023—2025 年）（国卫办医政发〔2023〕13 号）

2. 报告人。

全院所有工作人员凡发生或发现有关患者的不良事件，以及任何对患者安全有危害的潜在事件，均有责任上报。

3. 报告途径。

医院内网：登录院内 OA 协同系统—质量管理部—医疗质量（安全）不良事件报告表（表 9-1）、护理不良事件报告表（表 9-2）、药品不良反应报告表（表 9-3）、医疗器械不良事件报告表（表 9-4）。

医疗安全（不良）事件上报电话：紧急情况请直接联系相应职能部门。

4. 报告原则。

按照不良事件的分类，护理不良事件、药品不良反应、医疗器械不良事件分别填写表 9-2、表 9-3 和表 9-4 进行上报，其他类别不良事件填写表 9-1 进行上报。

警讯事件和不良后果事件发生时，当事人除立即采取有效措施防止损害扩大外，应立即报告科室负责人，同时紧急电话报告主管职能部门。主管职能部门在接到报告后应立即组织人员，调查分析事件发生的原因、影响因素及管理等各个环节，制定对策及整改措施，督促相关科室限期整改，及时消除不良事件造成的影响。主管职能部门在接到报告后 12 小时内通过 OA 系统上报医院质量管理部。

未造成后果事件和隐患事件发生时，当事人应在 24 小时内通过 OA 系统匿名或署名上报医院质量管理部。质量管理部对报告人以及报告中涉及其他人和部门科室的信息给予保密。

5. 奖惩。

质量管理部对报告人不但不做任何处罚，而且对署名上报人上报的经质量管理部审核后每条有效不良事件给予奖励 20 元，对匿名上报人上报的每条有效不良事件给予所在部门科室奖励 20 元。

对未按工作要求上报有效不良事件的临床、医技科室进行处罚，每月均与科室绩效考核挂钩。

六、工作要求

1. 各个职能部门和临床医技科室要理解不良事件报告制度是医院质量管理工作的主流方向，是全员质量管理理念的具体体现，是防范医疗风险和持续改进医疗质量最有效、最迅速、最经济、最便捷的途径之一。

2. 请各个职能部门和临床医技科室、请全体员工，务必正确对待医疗质量（安全）不良事件报告工作，是事关你我、事关患者、事关全院质量安全的大事，请摒弃局部利益，维护医院大局，讲究实事求是，勇于自我解剖，积极报告，认真整改。

3. 临床有病房科室要求每百出院人次主动报告不良事件年均大于 2.5 例次；临床无病房科室和医技科室每个月至少上报 1 例有效不良事件；职能部门每人每年至少报告 1 例有效不良事件。

4.每月统计不良事件例数，不包括第 4 类药品不良反应和第 6 类医疗器械不良事件。

5.每个临床科室每年至少上报 5 例药品不良反应。

6.每个临床科室每年至少上报 3 例医疗器械不良事件。

7.同一类别同一事项的医疗质量（安全）不良事件，按上报时间最早的个人或科室为有效上报。

8.任何人都可以报告任何一类任何一项医疗质量（安全）不良事件。

表9-1 医疗质量（安全）不良事件报告表

报告日期：　年　月　日　时　分。事件发生日期：　年　月　日　时　分。
患者姓名：　性别：　年龄：　职业：　住址：
□门、急诊患者□住院患者科别：　床号：　住院号：
临床诊断：
事件发生场所：□门诊□急诊□住院部□医技部门□医院庭院□医院楼内□其他：
事件级别：□警讯事件□不良后果事件□未造成后果事件□隐患事件
事件经过（可另加附页）：
不良事件类别： □ 1.医疗不良事件 诊断错误事件、治疗错误事件、技术方法错误事件、部位错误、诊治对象错误、医嘱错误事件、检查检验错误事件（诊断错误、丢失标本、弄错标本、拍错部位、配错血、漏报、错报、迟报等）。麻醉事件（麻醉医师对手术患者术前未查房、术后未及时随访、麻醉方式、部位、药品剂量错误等）。知情同意事件、非预期事件、手术事件（非计划再次手术、非计划推迟手术、越级手术、医源性损伤、重大特殊手术未按规定报告等）。医疗投诉事件。违反医疗质量安全核心制度之首诊医师负责、三级医师查房、疑难病例讨论、会诊、急危重患者抢救、手术分级分类管理、术前讨论、死亡病例讨论、查对制度、病历书写与管理、值班与交接班、新技术和新项目准入、危急值报告、抗菌药物分级管理、手术安全核查、临床用血审核制度的各种情形

续表

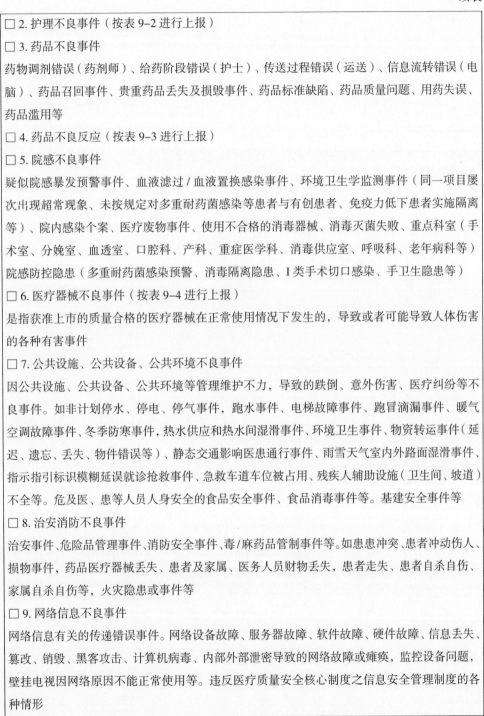

□ 2. 护理不良事件（按表 9–2 进行上报）

□ 3. 药品不良事件

药物调剂错误（药剂师）、给药阶段错误（护士）、传送过程错误（运送）、信息流转错误（电脑）、药品召回事件、贵重药品丢失及损毁事件、药品标准缺陷、药品质量问题、用药失误、药品滥用等

□ 4. 药品不良反应（按表 9–3 进行上报）

□ 5. 院感不良事件

疑似院感暴发预警事件、血液滤过／血液置换感染事件、环境卫生学监测事件（同一项目屡次出现超常现象、未按规定对多重耐药菌感染等患者与有创患者、免疫力低下患者实施隔离等）、院内感染个案、医疗废物事件、使用不合格的消毒器械、消毒灭菌失败、重点科室（手术室、分娩室、血透室、口腔科、产科、重症医学科、消毒供应室、呼吸科、老年病科等）院感防控隐患（多重耐药菌感染预警、消毒隔离隐患、I 类手术切口感染、手卫生隐患等）

□ 6. 医疗器械不良事件（按表 9–4 进行上报）

是指获准上市的质量合格的医疗器械在正常使用情况下发生的，导致或者可能导致人体伤害的各种有害事件

□ 7. 公共设施、公共设备、公共环境不良事件

因公共设施、公共设备、公共环境等管理维护不力，导致的跌倒、意外伤害、医疗纠纷等不良事件。如非计划停水、停电、停气事件，跑水事件、电梯故障事件、跑冒滴漏事件、暖气空调故障事件、冬季防寒事件，热水供应和热水间湿滑事件、环境卫生事件、物资转运事件（延迟、遗忘、丢失、物件错误等）、静态交通影响医患通行事件、雨雪天气室内外路面湿滑事件、指示指引标识模糊延误就诊抢救事件、急救车道车位被占用、残疾人辅助设施（卫生间、坡道）不全等。危及医、患等人员人身安全的食品安全事件、食品消毒事件等。基建安全事件等

□ 8. 治安消防不良事件

治安事件、危险品管理事件、消防安全事件、毒／麻药品管制事件等。如患患冲突、患者冲动伤人、损物事件，药品医疗器械丢失、患者及家属、医务人员财物丢失，患者走失、患者自杀自伤、家属自杀自伤等，火灾隐患或事件等

□ 9. 网络信息不良事件

网络信息有关的传递错误事件。网络设备故障、服务器故障、软件故障、硬件故障、信息丢失、篡改、销毁、黑客攻击、计算机病毒、内部外部泄密导致的网络故障或瘫痪，监控设备问题，壁挂电视因网络原因不能正常使用等。违反医疗质量安全核心制度之信息安全管理制度的各种情形

□ 10. 职业伤害事件

被物理、化学或生物等有害因素影响造成损害的事件，包括血源性职业暴露、放射性职业暴露、化学性职业暴露和其他职业暴露，如针刺伤、锐器伤、实验动物咬伤、辐射过量、未行防护、误照射等异常事件

□ 11. 输血不良事件

在输血过程中因操作或记录引起的不良事件或血液过期、血袋本身问题（破损，血液乳糜、血液中含有漂浮物、血液直抗阳性等）、输血过程中出现的输血不良反应等事件

□ 12. 生物安全不良事件

生化污染事件、生物安全突发事件等

□ 13. 行政不良事件

由管理流程、制度或机制问题造成的事件、职能部门不作为导致的事件

□ 14. 其他不良事件

报告人：□医师□技师□护士□其他

职称：□高级□中级□初级

报告人签名（自愿填）：　科室：　　联系电话：

说明：1. 一级事件（警讯事件）：是指患者非预期的死亡，或是非疾病自然进展过程中造成永久性功能丧失。

2. 二级事件（不良后果事件）：在疾病医疗过程中是因诊疗活动而非疾病本身造成的患者机体与功能损害。

3. 三级事件（未造成后果事件）：虽然发生了错误事实，但未给患者机体与功能造成任何损害，或有轻微后果而不需任何处理可完全康复。

4. 四级事件（隐患事件）：由于及时发现错误，未形成事实。

5. 医院《医疗质量（安全）不良事件报告制度》请在院内网—质量管理部文件夹中查看。

表9-2　护理不良事件报告表

申请科室		患者姓名		性别		年龄		住院号	
诊断									
班次		级别护理							
发生时间				发现时间					

不良事件类型：
运输中病情变化□　　误吸／窒息□　　院内褥疮□　　坠床□　　　　跌倒□　　走失□ 识别患者错误□　　给药错误□　　输液反应□　　导管脱落／拔出□　　心脏骤停□　自杀□ 化学性行为□　　　针刺伤□　　　外伤烫伤□　　暴力行为□　　　感染□　　咽入异物□ 火灾失窃□　　　　蓄意破坏□　　争吵／打架□　　烧伤（火、电）□　割伤□　　仪器故障□ 医疗材料故障□　　其他□
注：跌倒／坠床所致伤害严重程度分级
□ 1级：不需要或只需要稍给治疗与观察即可的伤害程度，如皮肤擦伤、软组织挫伤以及不需要外科缝合的皮肤小裂伤
□ 2级：需要采用缝合、外固定等医疗措施和伤害如关节扭伤、软组织撕裂伤、挫伤等
□ 3级：需要继续住院医疗及他科会诊等医疗措施的伤害程度，如骨、关节损伤、意识丧失、精神或躯体状态改变等

患者情况：							
	不良事件发生前			不良事件发生后			
生命体征	T		P		T		P	
	R		Bp		R		Bp	
精神状况	神志清□有定向力□ 不安□无定向力□ 浅昏迷□　　　昏迷□ 深昏迷□　　　其他□			神志清□有定向力□ 不安□无定向力□ 浅昏迷□　　　昏迷□ 深昏迷□　　　其他□			
运动	独立□辅助支持□限制在床／轮椅□			独立□辅助支持□限制在床／轮椅□			

不良事件发生地点：
病房□治疗室□换疗室□处置室□走廊□厕所□病区外□

不良事件发生原因：
患者身体因素□　　年老体弱□　　久病不　　病情恶化□　　仪器故障□　　患者心理 情绪不稳□　　　精神失常□　　愈□　　　环境因素□　　场地□　　　因素□ 设备故障□　　　毒瘾□　　　　人为因素□　与制度有关□　　与流程有关□　医疗材料事故□ 　　　　　　　　　　　　　　　　酒瘾□　　　　　　　　　　　　　　　　　其他□

不良事件发生的事实（包括不良事件发生的经过，事件发生后治疗及处理、检查等情况）
不良事件发生时处理（当班护士填写）

续表

□立即通知医生 通知医生的时间　　　　　　　　　　　　　　医生看望患者时间 □立即通知 科室护士长□ 通知时间　　　　　　　行政总值班□　　　　　值夜班护士长□ 　　　收缴危险品□加强护理防范□予以劝慰及支持□请家属亲友多注意□	
患者情况： 1、文化程度：　　　小学以下□　　　　小学□初中□高中□本科及以上□ 2、陪护情况：　　　家属陪护□　　　护理员/护工陪护□保姆陪护□无人陪护□ 3、事件发生时陪护是否在身边：□是□否	
不良事件发生后处理（护士长填写） 报告护理部□报告医务科□报告相关职能部门□在职教育□ 个案分析科□科室护士会讨论□	
方法：	
科室采取的 补救措施及效果 （科室护士长填写）	
原因分析及纠偏措施 （科室护士长填写）	
当事人情况：（护士长填写） 身份：注册护士□轮转护士□进修□实习□其他□ 最高学历： 职称：护士□护师□主管护师□副主任护师□ 能级：N0□ N1□ N2□ N3□ N4□ 工作年限2年以内□ 3～5年□ 6～10年□ 11年以上□ 近一周：白班责护平均数夜班护士平均数患者平均数	
科室护士长签字	
护理部审核意见	

表9-3 药品不良反应报告表

首次报告□跟踪报告□编码：

报告类型：新的□严重□一般□报告单位类别：医疗机构□经营企业□生产企业□个人□其他□

患者姓名	性别：男□女□	出生日期：年月日或年龄：		民族：	体重（kg）：		联系方式：
原患疾病：		病历号/门诊号：		既往药品不良反应：有□无□不详□			
				家族药品不良反应：有□无□不详□			
相关重要信息：吸烟史□饮酒史□妊娠期□肝病史□肾病史□过敏史□其他□							

药品	批准文号	商品名称	通用名称（含剂型）	生产厂家	生产批号	用法用量（次剂量、途径、日次数）	用药起止时间	用药原因
怀疑药品								
并用药品								

不良反应名称： | 不良反应发生时间： 年 月 日

不良反应过程描述（包括症状、体征、临床检验等）及处理情况（可附页）：

不良反应的结果：痊愈□好转□未好转□不详□有后遗症□表现：

死亡□直接死因：死亡时间：年月日

停药或减量后，反应是否消失或减轻？是□否□不明□未停药或未减量□

再次使用可疑药品后是否再次出现同样反应？是□否□不明□未再使用□

对原患疾病的影响：不明显□病程延长□病情加重□导致后遗症□导致死亡□

关联性评价	报告人评价： 肯定□ 很可能□ 可能□ 可能无关□ 待评价□ 无法评价□ 签名：
	报告单位评价：肯定□ 很可能□ 可能□ 可能无关□ 待评价□ 无法评价□ 签名：
报告人信息	联系电话： 职业：医生□ 药师□ 护士□其他□
	电子邮箱： 签名：

报告单位信息	单位名称：	联系人：	电话：	报告日期：年月日

生产企业请填写信息来源	医疗机构□经营企业□个人□文献报道□上市后研究□其他□
备注	

表9-4 医疗器械不良事件报告表

病历号/门诊号:　　　上报科室:　　　报告人:

报告日期:　　年　月　日

A. 患者资料			C. 医疗器械情况
1. 姓名:	2. 年龄:	3. 性别:	11. 产品名称:
4. 预期治疗疾病或作用:			12. 商品名称:
B. 不良事件情况			13. 注册证号:
5. 事件主要表现:			14. 生产企业名称:
6. 事件发生日期:　　年　月　日			15. 规格型号:
7. 发现或者知悉时间:　　年　月　日			16. 产品编号:
8. 医疗器械实际使用场所: □医疗机构□家庭□其他			17. 产品批号:
9. 事件伤害程度: □死亡□严重伤害□一般伤害			18. 有效期至:　　年　月　日
10. 事件陈述:（至少包括器械使用时间、使用目的、使用依据、使用情况、出现的不良事件情况、对受害者影响、采取的治疗措施、器械联合使用情况）			19. 生产日期:　　年　月　日
			20. 事件发生初步原因分析:
			21. 事件初步处理情况:

第二节　不良事件管理的实践体会

为了不断加强医疗质量（安全）不良事件上报工作，及时发现并处置不良事件，尽可能消除医疗风险因素，保障医疗安全，经过不断探索和实践，总结出以下措施：

1. 成立由质量管理部、医务部、护理部、医院感染管理科、医学装备部、药剂科等职能部门组成的医疗不良事件专项工作小组，并建立"不良事件通报整改微信群"。由质量管理部负责全院不良事件接收和上报工作。

2. 每月月初，质量管理部将全院上个月上报的医疗质量（安全）不良事件进行汇总，根据不良事件的具体内容确定负责整改的职能部门，并在"不良事件通报整改微信群"进行交办，要求相关职能部门限期进行分析、整改。

3. 每月中旬，医院召开"不良事件分析汇报会"。会上由各职能部门负责人汇报交办的每一件不良事件的整改情况并进行原因分析。如仍未解决，此件不良事件将继续予以督办，直至彻底解决。

4. 对短期内频繁接到报告的同一类不良事件或风险程度高的不良事件，质量管理部直接组织相关职能部门和临床、医技科室进行调查、研讨、分析和整改，并向医院质量与安全管理委员会报告。

5. 不良事件数据库的数据内容，在隐匿上报人的信息后供全院各部门使用，鼓励各部门在进行医疗风险管理过程中充分利用不良事件的信息和数据进行自查自纠。

通过以上措施，实现了医疗质量（安全）不良事件的闭环管理。通过对不良事件上报的内容进行早期医疗风险识别、评估，进行风险控制，从而降低医院运行中出现的医疗风险。同时，促进各部门和各科室主动纠错、完善制度、改进流程、吸取教训、教育员工，持续改进医疗质量，不断筑牢医疗安全防线，逐步提升医疗风险意识。

【案例展示】

沈阳二四二医院 2023 年医疗质量（安全）不良事件上报情况

2023 年全院上报医疗质量（安全）不良事件共计 1127 例。其中，公共设施、公共设备、公共环境不良事件 396 例，医疗不良事件 245 例，医疗器械不良事件 106 例，网络信息不良事件 92 例，输血不良事件 56 例，药品不良反应 65 例，护理不良事件 76 例，治安消防不良事件 44 例，院感不良事件 8 例，职业伤害事件 9 例，药品不良事件 6 例，行政不良事件 8 例，其他不良事件 16 例，详见表 9-5。

表9-5　2023年不良事件类别上报例数和占比

序号	不良事件类别	例数	占比（%）
1	公共设施、公共设备、公共环境不良事件	396	35.1
2	医疗不良事件	245	21.7
3	医疗器械不良事件	106	9.4
4	网络信息不良事件	92	8.2
5	护理不良事件	76	6.7
6	药品不良反应	65	5.8
7	输血不良事件	56	5.0
8	治安消防不良事件	44	3.9
9	其他不良事件	16	1.4
10	职业伤害事件	9	0.8
11	院感不良事件	8	0.7
12	行政不良事件	8	0.7
13	药品不良事件	6	0.5
合计		1127	100

从以上统计结果可以看出，2003 年沈阳二四二医院医疗质量（安全）不良事件上报例数基本达到《患者安全专项行动方案（2023—2025 年）》（国卫办医政发〔2023〕13 号）要求的每百出院人次主动报告不良事件年均大于 2.5 例次。其中，类别占比较大的为公共设施、公共设备、公共环境不良事件。其次为医疗不良事

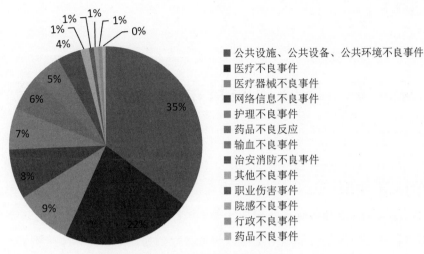

图9-1 2023年不良事件类别占比（％）

件。整体分析发现，虽然医院对上报不良事件的报告人不做任何处罚并对有效报告给予奖励，但是，依然存在漏报、迟报、不报现象，医务人员主动上报不良事件的认识和积极性还有待提高。

通过2023年医疗质量（安全）不良事件上报情况总结，制定以下应对策略：

1. 继续加强医疗质量（安全）不良事件上报工作的培训，提高全院医务人员的风险意识，提升科室主动上报不良事件的积极性。

2. 加强医疗风险管理文化建设，各部门、各科室应当充分认识风险问题不仅仅是个人或科室的问题，不应只针对责任人和责任科室进行处理，应当从制度、环节、流程等方面整体把控、分析，营造出勇于从差错中改进、学习的氛围。

3. 利用行政管理手段反向要求临床、医技科室和职能部门积极主动上报不良事件。一方面，消除各部门、各科室顾虑，在上报公共设施、公共设备、公共环境不良事件的基础上，加强其他类别不良事件的上报工作。另一方面，对未按医院印发的《医疗质量（安全）不良事件上报制度》的工作要求完成上报工作的部门、科室进行处罚。

第十章 医疗风险日常管理应对与实践

医疗风险的核心是医疗安全，只有保证医疗安全，才能避免或减少医疗风险。而医疗安全与医疗服务质量密切相关，医疗服务质量的高低直接影响医疗安全。所以，在医疗风险管理应对中应以规范医疗行为、不断提高医疗质量、为患者提供附加价值服务为切入点，全院动员，全员参与，上下联动，齐抓共管，从日常一点一滴做起，尽最大可能降低医疗风险发生因素，逐步形成了重质量、讲安全的良好氛围。本章将对医院医疗质量与安全日常监管工作实践进行具体阐述。

医疗质量与安全日常监管部门（科室）各个医院不尽相同，包括但不限于医务部、质量管理部（或质控办）、护理部、医院感染管理科、疾病预防控制科、医保科、病案科、药剂科、物价办、编码室、输血科、营养科等职能部门和医技科室。医疗质量与安全日常监管工作由质量管理部负责统一组织、协调各部门（科室）开展工作。

医疗质量与安全日常监管工作主要从下列几个方面入手：一是建立医疗质量与安全日常监管指标体系；二是编制知情同意书；三是编制临床评估表；四是建立院领导查房制度；五是建立医疗风险事件分析反馈机制；六是建立医疗风险事件科主任整改报告机制；七是加强医务人员医疗风险相关知识学习与考核；八是开展"春风行动"。

一、建立医疗质量与安全日常监管指标体系

为使医疗质量与安全日常监管工作有法可依、有据可查，医院建立了医疗质量与安全日常监管指标体系，将监管部门（科室）所负责的监管指标具体化，并细化实施流程，进一步增强了监管部门的可操作性和对临床科室的指导性。医疗

质量与安全日常监管指标的制定应当依据国家、省、市卫生健康委员会制定的法律法规、部门规章、诊疗规范、质量控制标准等，结合本医院实际情况制定。

1.医疗质量与安全日常监管指标体系的监管部门（科室）：主要包括医务部、护理部、医院感染管理科、药剂科、医保科、物价办、编码室、输血科、营养科、质量管理部 10 个职能部门（科室）。主管院长按照分管职能部门，对医疗质量与安全日常监管工作实施情况进行督促指导。

2.医疗质量与安全日常监管指标主要内容：

（1）医疗服务能力；

（2）医院质量指标；

（3）年度国家医疗质量安全改进目标；

（4）医疗安全指标（年度医院获得性指标）；

（5）重点专业医疗质量控制指标；

（6）单病种（术种）质量控制指标；

（7）重点医疗技术临床应用质量控制指标；

（8）三级公立医院绩效考核指标；

（9）各种报告卡质量控制指标；

（10）其他。

以下为医疗质量与安全日常监管指标及责任分工具体案例。

【医务部】

（一）医疗服务能力

每月向质量管理部提供每个临床科室的病种（ICD-10 四位亚目）数量和术种数量（ICD-9-CM-3 四位亚目数量），分别排序，同时提供全院每月的病种和术种数量。

（二）医院质量指标

A、年度国家医疗质量安全改进目标（2021、2022 年）

1.每月至少查到 1 份"急性 ST 段抬高型心肌梗死再灌注治疗或再灌注治疗时间"不达标的出院病历并对其分析整改。

2.每月至少查到 1 份"急性脑梗死再灌注治疗或再灌注治疗时间"不达标的出院病历并对其分析整改。

3. 每月至少查到 1 份应做未做"肿瘤治疗前完成临床 TNM 分期"的出院病历并对其分析整改。

4. 每月至少查到 1 份应做未做"静脉血栓栓塞症规范预防"的出院病历并对其分析整改。

5. 每月至少查到 1 份应做感染性休克集束化治疗而未做的出院病历并对其分析整改。

6. 降低阴道分娩并发症,如果出现,必须对存在问题的病例进行分析整改。

B、两个重返指标

1. 降低住院患者出院后 0 ~ 31 天非预期再住院率,如果出现,必须对存在问题的病例进行分析整改。

2. 降低 2 天 /31 天非计划重返手术室再手术率,如果出现,必须对存在问题的病例进行分析整改。

C、五个死亡率(住院患者总死亡率、新生儿患者住院死亡率、手术患者住院死亡率、ICD 低风险病种患者住院死亡率、DRG 低风险组患者住院死亡率)

1. 降低手术患者住院死亡率,如果出现,必须对存在问题的病例进行分析整改。

2. 每月至少查到 1 份低风险病种(115 个)住院死亡的出院病历并对其进行分析整改。

(三)医疗安全指标(年度医院获得性指标)

以下指标如果发生,医务部将分析报告提交质量管理部,质量管理部负责协调相关部门进行整改。

1. 防范手术患者手术后肺栓塞的发生,如果发生,必须对其进行分析。

2. 防范手术患者手术后深静脉血栓的发生,如果发生,必须对其进行分析。

3. 防范手术患者手术后脓毒症的发生,如果发生,必须对其进行分析。

4. 防范手术患者手术后出血或血肿的发生,如果发生,必须对其进行分析。

5. 防范手术患者手术伤口裂开的发生,如果发生,必须对其进行分析。

6. 防范手术患者手术后心脏骤停的发生,如果发生,必须对其进行分析。

7. 防范手术患者手术后呼吸衰竭的发生,如果发生,必须对其进行分析。

8. 防范手术患者手术后生理/代谢紊乱的发生,如果发生,必须对其进行分析。

9. 防范与手术 / 操作相关感染的发生,如果发生,必须对其进行分析。

10. 防范手术过程中异物遗留的发生，如果发生，必须对其进行分析。

11. 防范手术患者麻醉并发症的发生，如果发生，必须对其进行分析。

12. 防范手术患者肺部感染与肺机能不全的发生，如果发生，必须对其进行分析。

13. 防范手术意外穿刺伤或撕裂伤的发生，如果发生，必须对其进行分析。

14. 防范手术后急性肾衰竭的发生，如果发生，必须对其进行分析。

15. 防范各系统／器官术后并发症的发生，如果发生，必须对其进行分析。

16. 防范植入物的并发症（不包括脓毒症）的发生，如果发生，必须对其进行分析。

17. 防范移植的并发症的发生，如果发生，必须对其进行分析。

18. 防范再植和截肢的并发症的发生，如果发生，必须对其进行分析。

19. 防范介入操作与手术后患者其他并发症的发生，如果发生，必须对其进行分析。

20. 防范新生儿产伤的发生，如果发生，必须对其进行分析。

21. 防范阴道分娩产妇分娩或产褥期并发症的发生，如果发生，必须对其进行分析。

22. 防范剖宫产分娩产妇分娩或产褥期并发症的发生，如果发生，必须对其进行分析。

23. 防范医源性气胸的发生，如果发生，必须对其进行分析。

24. 防范血液透析所致并发症的发生，如果发生，必须对其进行分析。

（四）18 个重点专业之病案管理质量控制指标（国卫办医函〔2021〕28 号）

1. 重大检查记录符合率。

（1）每月至少查到 1 份 CT/MRI 检查医嘱、报告单、病程记录对应不上的出院病历并对其分析整改。

（2）每月至少查到 1 份病理检查报告单、手术记录、病程记录对应不上的出院病历并对其分析整改。

（3）每月至少查到 1 份细菌培养检查医嘱、报告单、病程记录对应不上的出院病历并对其分析整改。

2. 诊疗行为记录符合率。

（1）每月至少查到 1 份抗菌药物使用医嘱、病程记录不符合的出院病历并对其分析整改。

（2）每月至少查到 1 份恶性肿瘤化学治疗医嘱、病程记录不符合的出院病历并对其分析整改。

（3）每月至少查到 1 份手术相关记录不完整的出院病历并对其分析整改。包括手术医嘱、手术风险评估表、术前讨论记录、术前小结、麻醉术前访视记录、麻醉记录、手术记录、手术安全核查表、手术清点记录、术后首次病程记录、麻醉术后访视记录、手术知情同意书、麻醉同意书。

（4）每月至少查到 1 份术前讨论前未完成手术患者评估或评估不全面的出院病历并对其分析整改。评估内容包括疾病状况、重要脏器功能和患者心理、经济、社会因素等。

（5）每月至少查到 1 份植入物条形码、种类和数量在手术记录或病程记录中不符合的出院病历并对其分析整改。

（6）每月至少查到 1 份医师查房记录不完整的出院病历并对其分析整改。

3. 病历归档质量指标。

（1）每月至少查到 1 份不合理复制粘贴的出院病历并对其分析整改。

（2）每月至少查到 1 份知情同意书签署不规范的出院病历并对其分析整改。

（3）每月至少查到 1 份丙级出院病历（15 个单项否决）并对其分析整改。

（五）18 个重点专业之 12 个重点专业质量控制指标（不含医院感染、临床用血、护理专业、药事管理、病案管理、营养管理）

1. 对有病床的重症、呼吸、产科、神经、心血管、肾病（含腹透）、康复等科室每月至少各查出 2 份质控指标不合格的出院病历，并对其分析整改。同时，对这些科室按照 100 分制给予赋分考核。

2. 对没有病床的急诊、超声、病理、检验、麻醉、血透（肾病专业内容）等科室每月至少各查出 2 项不达标的质控指标，并对其分析整改。同时，对这些科室按照 100 分制给予赋分考核。

（六）单病种（术种）质量控制指标

1. 每月至少查出 6 份单病种质量控制指标填报错误或不达标的出院病历并对其分析整改（共计 6 份）。

2. 就医技科室（包括放射、电诊、病理、检验）对单病种诊疗工作的支持配合程度（出具报告及时性、出具报告内容模式合格性）给予 100 分制赋分考核。

（七）重点医疗技术临床应用质量控制指标之消化内镜诊疗技术医疗质量控制指标（国卫办医涵〔2022〕161 号）

每月至少查出 2 项不达标的质控指标并对其分析整改。同时要对消化内镜专业按照 100 分制给予赋分考核。

（八）监测数据上传质控指导

1. 每季度对血液透析中心、肾内科腹膜透析中心向国家肾脏病医疗质量控制中心（CNRDS）上传的数据进行质控指导。

2. 每季度对输血科向辽宁省临床用血质量控制中心平台传输的数据进行质控指导。

3. 每月对心血管内科向辽宁省心血管专业医疗质量控制中心平台上传的数据进行质控指导。

4. 每月对网络信息中心向辽宁省病案质控平台传输的数据进行质控指导。

（九）其他质控指标

1. 每月向质量管理部提供各个临床科室出院病历准时归档率、病历归档延迟数量，并排序。

2. 每月向质量管理部提供择期手术首台准时率、规定时间内麻醉医师术前访视成功率，并排序。

3. 每月向质量管理部提供各个科室平均住院日排序以及全院平均住院日。

【护理部】

（一）护理专业医疗质量控制指标（国卫办医函〔2020〕654 号）

1. 防范不合理身体约束出现，如果出现，必须对其进行分析。

2. 防范住院患者在医院任何场所发生跌倒（含坠床）并出现跌倒（含坠床）伤害，如果出现，必须对其分析整改。

3. 防范住院患者发生 2 期及以上院内压力性损伤，如果出现，必须对其分析整改。

4. 每季度对气管导管、经口经鼻胃肠导管、导尿管、中心静脉导管、经外周置入中心静脉导管等非计划拔管的病例，至少查到 3 例，并对其分析整改。

5. 防范导尿管、静脉置管、中心静脉导管、经外周置入中心静脉导管等相关感染，如果出现，必须对其分析整改。

6. 防范呼吸机相关性肺炎（VAP），如果出现，必须对其分析整改。

（二）三级公立医院绩效考核指标

优质护理服务病房100%覆盖，并且符合标准。如果未达标，必须对其分析整改。

（三）医疗安全指标（年度医院获得性指标）

防范输注反应发生，如果发生，必须对其进行分析。

（四）积极向国家护理数据平台传输质控数据。

【医院感染管理科】

（一）医院感染管理医疗质量控制指标（国卫办医函〔2015〕252号）：

1. 防范医院感染发生，如果出现，必须对其分析整改。

2. 防范医院感染病例漏报，如果出现，必须对其分析整改。

3. 每月对多重耐药菌感染进行一次分析，并提出整改意见。

4. 每月在麻醉手术科、血透中心、产科、新生儿室、重症医学科、输血科、老年医学中心、呼吸科、神经内外科重症室、采血室、内镜中心、口腔科等科室，至少查到5名未按要求实施手卫生或手卫生操作不合格的医务人员。

5. 防范一类切口手术感染，如果出现，必须对其分析整改，同时必须上报质量管理部。

6. 防范血管内导管相关血流感染，如果出现，必须对其分析整改。

7. 防范呼吸机相关肺炎，如果出现，必须对其分析整改。

8. 防范导尿管相关泌尿系感染，如果出现，必须对其分析整改。

9. 每月在麻醉手术科、血透中心、产科、新生儿室、重症医学科、输血科、老年医学中心、呼吸科、神经内外科重症室、采血室、内镜中心、口腔科等，至少各查出两件院内感染防范不合格之处。每月在其他科室，至少各查出一件院内感染防范不合格之处。

（二）报告卡质量控制指标

1. 每2个月至少查到1例传染病漏报或报告卡填写不合格病例。

2. 每2个月至少查到1例肿瘤病例漏报或报告卡填写不合格病例。

3. 每 2 个月至少查到 1 份死亡医学证明填写不合格病例。

4. 每 2 个月至少查到 1 例漏报心脑血管疾病或报告卡填写不合格病例。

【药剂科】

（一）年度国家医疗质量安全改进目标（2021、2022 年）

1. 每月至少查到 3 份限制使用级抗菌药物治疗前病原学未送检的出院病历并对其分析整改。

2. 每月至少查到 1 份特殊使用级抗菌药物治疗前病原学未送检的出院病历并对其分析整改。

（二）药事管理专业医疗质量控制指标（国卫办医函〔2020〕654 号）

1. 每月至少查到 2 份没有输液指证却给予输液的出院病历并对其分析整改。

2. 每月至少查到 2 份没有应用抗菌素指证却给予应用的出院病历并对其分析整改。

3. 每月至少查到 3 份门诊不合格处方、1 份急诊不合格处方，并对其分析整改。

4. 每月至少查到 1 份住院患者不合理静脉应用中药注射剂的出院病历并对其分析整改。

5. 每月至少查到 1 份住院患者不合理应用质子泵抑制药注射剂的出院病历并对其分析整改。

6. 每月至少查到 1 份住院患者不合理急诊静脉应用糖皮质激素的出院病历并对其分析整改。

7. 每 2 个月进行 1 次门诊处方点评。

8. 每月至少进行 1 次对住院患者的药学监护工作，包括药学查房或药学会诊，要在住院病历中记载。

9. 防范用药错误，如果出现，必须对其分析整改。

（三）三级公立医院绩效考核指标

防范抗菌药物使用强度超标，如果出现，每月必须对其分析整改。

（四）医疗安全指标（年度医院获得性指标）

防范临床用药所致的有害效应（不良事件）发生，如果发生，必须对其分析整改。

（五）其他质控指标

每月向质量管理部提供药占比和抗菌药物使用强度（DDD）超标的临床科室名单，分别排序。同时提供全院的药占比和抗菌药物使用强度（DDD）。

【医保科（物价办、编码室）】

（一）医保科

A、医疗服务能力

1. 每月向质量管理部提供全院以及每个临床科室的 DRG 病组数量、DRG-CMI、DRG 时间指数、DRG 费用指数，分别排序。

2. 每月至少查到 3 份使用限制药品不符合医保规定的出院病历并对其分析整改。

B、医院质量指标之 5 个死亡率（住院患者总死亡率、新生儿死亡率、手术患者死亡率、ICD 低风险病种患者住院死亡率、DRG 低风险组患者住院死亡率）

每月至少查到 1 例低风险病组住院死亡的出院病历并对其进行分析整改。

（二）物价办

1. 每月至少查到 5 份错收费、漏收费、比照收费等违规收费的出院病历并对其分析整改。

2. 每月至少查到 1 份使用限制耗材、可吸收缝线不符合医保规定的出院病历并对其分析整改。

（三）编码室

年度国家医疗质量安全改进目标（2021、2022 年）

十八个重点专业之病案管理质量控制指标（国卫办医函〔2021〕28 号）

1. 每月至少查到 4 份主要诊断填写不正确的出院病历并对其分析整改。

2. 每月至少查到 2 份其他诊断填写不正确的出院病历并对其分析整改。

3. 每月至少查到 2 份其他诊断漏填的出院病历并对其分析整改。

4. 每月至少查到 4 份主要手术方式填写不正确出院病历并对其分析整改。

5. 每月至少查到 2 份主要操作方式填写不正确的出院病历并对其分析整改。

6. 每月至少查到 4 份主要诊断与主要手术或操作不一致的出院病历并对其分析整改。

7. 每月至少查到 2 份其他手术或操作漏填的出院病历并对其分析整改。

8. 采取多种方式，确保出院病案首页每月上传至辽宁省病案首页质控平台和

HQMS 之前，出院病案首页中的主要诊断、其他诊断、主要手术方式、主要操作方式、主要诊断与主要手术或主要操作方式一致性、其他手术或操作方式等选择填写正确率达到 90% 以上。

9. 每月对出院病案首页当中的主要诊断、其他诊断、主要手术方式、主要操作方式、主要诊断与主要手术或主要操作方式一致性、其他手术或操作方式等，按科室分别赋分并给予排序，报给质量管理部。

【输血科】

（一）临床用血质量控制指标（国卫办医函〔2019〕620 号）

每月至少查到 1 份《临床输血申请单》不合格的出院病历。

（二）病案管理质量控制指标（国卫办医函〔2021〕28 号）

每月至少查到 5 份输血知情同意书、输血医嘱、输血记录等相关内容不符合要求的出院病历并对其分析整改。

（三）医疗安全指标（年度医院获得性指标）

防范输血反应发生，如果发生，必须对其进行分析。

【营养科】

临床营养专业医疗质量控制指标（国卫办医函〔2022〕161 号）

1. 每月至少查到 5 份住院患者未行营养风险筛查的出院病历并对其分析整改。

2. 每月至少查到 1 份存在营养风险、却未接受营养治疗的出院病历并对其分析整改。

3. 每月至少查到 1 份未对住院糖尿病患者行营养评估的出院病历并对其分析整改。

4. 每月至少查到 1 份未对住院糖尿病患者行营养治疗的出院病历并对其分析整改。

【质量管理部】

（一）年度国家医疗质量安全改进目标（2021、2022 年）

每月对全院各个部门科室的不良事件上报件数进行统计排序，同时进行交办整改分析。

（二）单病种（术种）质量控制指标

每月对各临床科室单病种上报完成率进行统计排序，同时进行交办整改。

【主管院长】

1. 按照分工,每月对18个重点专业之6个重点专业(医院感染、临床用血、护理、药事管理、病案管理、营养管理)自身需要承担的工作任务(如处方点评、药学监护、输血相容性检测室间质评项目参加率、营养门诊投诉发生率等,不是质控其他科室的任务)进行督促指导,并填写"18个重点专业之6个重点专业自身需要承担的工作任务督导问题清单"(表10-2)交给质量管理部存档。

2. 按照分工,每月对18个重点专业之12个重点专业(重症、呼吸、产科、神经、心血管、肾病(含腹透、血透)、康复、急诊、超声、病理、检验、麻醉)和1个重点医疗技术(消化内镜)质量控制指标,特别是对没有病床的急诊、超声、病理、检验、麻醉、血透、内镜专业的质控指标,进行督促指导。

3. 按照职能部门和临床医技科室分工,每月对医疗服务能力、医院质量指标、医疗安全指标、单病种指标、病案首页填写正确率(医保编码负责部分)、病案首页填写正确率(医务负责部分)、手术室和病房对手术患者交接流程、术中预防应用抗菌药物流程、病历归档准时率、择期手术首台准时率、规定时间内麻醉手术前访视成功率等给予督促指导。

表10-1 ( )科室重点质控任务问题上报表

序号	指标名称	质控数量	不合格数量	科室	住院号/门诊号	医务人员
1						
2						
3						
4						
5						
6						
7						
8						
9						
10						

表10-2　18个重点专业之6个重点专业自身需要承担的工作任务督导问题清单

受检科室：

序号	指标名称	存在问题
1		
2		
3		
4		
5		
6		
7		
8		
9		

二、编制知情同意书

《中华人民共和国民法典》第一千二百一十九条规定："医务人员在诊疗活动中应当向患者说明病情和医疗措施。需要实施手术、特殊检查、特殊治疗的，医务人员应当及时向患者具体说明医疗风险、替代医疗方案等情况，并取得其明确同意；不能或者不宜向患者说明的，应当向患者的近亲属说明，并取得其明确同意。

医务人员未尽到前款义务，造成患者损害的，医院应当承担赔偿责任。"

《病历书写基本规范》第十条规定："对需取得患者书面同意方可进行的医疗活动，应当由患者本人签署知情同意书。患者不具备完全民事行为能力时，应当由其法定代理人签字；患者因病无法签字时，应当由其授权的人员签字；为抢救患者，在法定代理人或被授权人无法及时签字的情况下，可由医疗机构负责人或者授权的负责人签字。

因实施保护性医疗措施不宜向患者说明情况的，应当将有关情况告知患者近亲属，由患者近亲属签署知情同意书，并及时记录。患者无近亲属的或者患者近亲属无法签署同意书的，由患者的法定代理人或者关系人签署同意书。"

关于"近亲属"，《民法典》第一千零四十五条规定："亲属包括配偶、血亲和姻亲。配偶、父母、子女、兄弟姐妹、祖父母、外祖父母、孙子女、外孙子女为近亲属。配偶、父母、子女和其他共同生活的近亲属为家庭成员。"

医务人员在诊疗活动中向患者及其家属或授权委托人或法定代理人进行必要的、充分的医疗风险、替代医疗方案的告知，由其自主选择，并取得其知情同意，是医务人员必须承担的法律义务。知情同意书和风险告书是医务人员履行告知义务的书证，具有法律效力。一旦风险发生，患者及其家属对诊疗提出质疑时，可以很好地保护医务人员和医院的合法权益。

为充分履行向患者及其家属的告知义务，让患方充分享有知情权、选择权，依据《中华人民共和国民法典》，借鉴原国家卫生部推荐的《北京大学人民医院知情同意书汇编》，对医院使用的知情同意书不断进行整理、修订和补充，编制成《沈阳二四二医院知情同意书汇编（2023年版）》，基本涵盖了整个医疗过程。并且，知情同意书和风险告知书的模板内容尽可能编制全面、具体，以方便医务人员使用。

《沈阳二四二医院知情同意书汇编（2023年版）》共分3篇，共计289个。第一篇为公共告知，共有16个；第二篇为通用知情同意书，共有22个；第三篇为临床分科部分，按照系统、专业分为20章27个专业，共252个。

知情同意书填写要求：

1. 知情同意书的使用应当依法、及时、准确、规范、完整。

2. 知情同意书均由患者的管床医师填写并签名。手术病例还需手术医师签名。

3. 患方签署人员首选患者本人，其次为患者法定监护人或授权委托人。患方必须签署"同意"，签名及签名时间应清晰可辨认，并按手印。

4. 所有知情同意书必须在电子病历系统中完整填写、签署，然后打印出来，随病历归档。

5. 手术知情同意书原则上应当在患者手术前一日签署（急诊手术除外）。特殊检查、特殊治疗可在检查、治疗前签署。

【知情同意书举例1】

沈阳二四二医院患者自动出院告知书

医师告知

目前诊断：

根据患者目前的病情，应当继续留院治疗，但是患者现在要求自动出院，特此向您告知自动出院可能出现的后果，请您认真斟酌后决定：

1. 患者原有疾病的治疗中断，患者的病情可能会出现反复，甚至有可能加重或进行性加重，将会使以后的治疗变得更加困难，导致无法治愈或丧失最佳治疗时机，甚至有可能导致死亡；

2. 患者的疾病有可能加重、出现各种感染或原有感染加重、伤口延迟愈合、疼痛等各种症状加重或时间延长，有可能导致不良后果；

3. 患者有可能会出现某个或多个器官功能减退、部分或者全部功能丧失，导致出现功能障碍、诱发其他疾病、出血、休克等不良后果；

4. 患者原已经花费的各项诊疗费因诊疗中断可能出现重复或增加；

5. 患者有可能增加诊疗风险的其他因素及后果。

6. 在自动出院过程中可能发生意外而得不到及时的抢救和治疗，造成严重不良后果。

我已向患者／患者委托代理人解释过此告知书的全部内容，我认为患者／患者委托代理人已知并理解了上述信息。

医师签名：　　　　　　　　　　　　　　　签名时间：

患者／患者委托代理人意见

医师已将上述风险以及可能发生的不良后果向我做了详细的告知，已向我解释了医疗诊治措施对患者疾病治疗的重要性和必要性，但患者仍然坚持离开医院。我自愿承担自动出院所带来的风险和后果。患者自动出院产生的不良后果与医院及医务人员无关。

患者／患者委托代理人签名（手印）：　　　　　签名时间：

如患者／患者委托代理人拒绝签字，请医务人员在此说明：

【知情同意书举例2】

沈阳二四二医院患者使用自带药品风险告知书

医师告知

目前诊断：

为保证患者用药安全，原则上不允许使用自带药品，由于患者治疗所需的特殊情况，对自带药品到医院使用的患者做如下风险告知：

1. 患者自带药品到医院使用，必须签署《患者使用自带药品风险告知书》，并作出书面保证。

2. 患者所使用的自带药品，医务人员无法判断药品真伪、质量是否合格、储存是否得当。若因使用该药品出现不良反应，责任由患方承担。如果用药过程中出现过敏反应、器官损害等严重不良后果，医院秉持人道主义原则，维护患者健康，即用药中执行四查十对、用药后严密观察患者，病情危急第一时间抢救处理并及时转院等，但不能保证避免使用自带药品可能造成的患者人身损害甚至危及患者生命的风险。根据国家《侵权责任法》和《医疗事故处理条例》的有关条款，由于使用自带药品造成的相关费用由患方承担，医务人员和医院不承担任何医疗及法律责任。

3. 以下情况拒绝使用自带药品，敬请谅解：

（1）药品来源不清或无药品说明书者。

（2）拒绝签署《自带药品使用知情同意书》者。

（3）所带药品标签不清、过期药品、国产药品非国药准字号等。

药品名称	生产厂家	批号	规格	使用方法	药品来源

医师签名： 　　　　　　　　　　　　　　签名时间：

患者/患者委托代理人确认

我自愿使用自带药品治疗，愿意自行承担可能发生的一切风险。

（请患者/患者委托代理人在下方横线上复写以上一句话）

患者/患者委托代理人签名（手印）：　　　　　　　　签名时间：

【知情同意书举例3】

沈阳二四二医院静脉血栓栓塞症（VTE）预防措施知情同意书

医师告知

　　静脉血栓栓塞症（VTE），包括深静脉血栓形成（DVT）和肺血栓栓塞症（PTE）。DVT是指血液在肢体（主要是下肢）静脉腔内不正常的凝结，阻塞静脉腔，导致急性或慢性静脉回流障碍，如未及时治疗，可导致肢体功能完全或部分丧失而致残，并可因血栓脱落后顺血流堵塞肺动脉引起致命的肺栓塞，短时间因呼吸困难、心肺功能不全而危及生命。此病可遗留下肢慢性水肿、继发性静脉曲张、色素沉着、淤积性皮炎及经久不愈的溃疡等。在静脉血栓形成早期应及早进行抗凝治疗，防止血栓蔓延及致命性肺栓塞，慢性患者需要长期进行抗凝治疗（如抗凝药利伐沙班、华法林、低分子肝素等），并监测凝血指标的动态变化。

　　通过及时的风险评估，制定有效的预防方法和策略，可以降低患者的死亡率，改善患者预后，降低VTE导致的疾病负担。但所采取的预防措施也会因患者病情不同有潜在的风险，现特向您介绍如下，帮助您了解相关情况，作出选择。

　　目前诊断：

　　VTE风险评估结果：□中危　　□高危

　　出血风险评估结果：□无　　　□有

　　拟行预防措施：□药物预防　　□机械预防　　□药物预防联合机械预防

　　预防措施（主要是药物预防）可能出现以下并发症和医疗风险：

　　1.药物副作用：胃肠道反应如腹痛、腹泻、消化不良、恶心、胃炎等；肝功能损害；

　　2.延长出血时间，不易止血，伤口、溃疡处或其他部位原出血加重，女性月经量增多；

　　3.出现胃肠道出血、颅内出血、鼻出血、血尿、眼部出血（主要是结膜出血）、齿龈出血、皮肤紫癜瘀斑和其他如挫伤、血肿等出血性不良事件，严重者可能危及生命；

4.白细胞减少、血小板减少、血栓性血小板减少性紫癜、再生障碍性贫血等血液系统改变，严重的甚至有生命危险；

5.过敏反应，如皮肤瘙痒、皮疹、支气管痉挛等，严重者可致呼吸困难、窒息，甚至危及生命；

6.其他不可预知的并发症和医疗风险。

我们将以高度的责任心，充分做好风险评估，认真执行预防操作，并做好抢救物品的准备及治疗过程中的监测。针对可能发生的并发症做好应对措施，一旦发生意外，我们将积极采取相应措施进行救治。但由于医疗技术水平的局限性和个人体质的差异，意外风险不能做到绝对避免，且不能保证完全预防，并可能出现其他不可预见且未能告知的特殊情况，恳请理解。

我已向患者/患者委托代理人解释过此同意书的全部条款，我认为患者/患者委托代理人已知晓并理解了上述信息。

医师签名：   签名时间：

患者/患者委托代理人确认

医师已向我详细说明静脉血栓栓塞症评估的结果、危害、需要接受的预防措施及风险，我已认真倾听、阅读并了解静脉血栓栓塞症预防的必要性及可能出现的风险。我知道虽然经过风险评估和预防措施，VTE仍可能发生，而且发生后即使经过治疗，仍然有发生严重的肺栓塞等危及生命的风险。同时，我知道由于医疗技术的局限性、个体差异的影响，可能发生医疗意外及存在医师不可事先预见的危险情况。

我知道我有权拒绝或放弃此项治疗及由此带来的不良后果及风险。我已就患者的病情、该治疗及其风险以及相关的问题向医师进行了详细的咨询，并得到了满意的答复。

我_____（填"同意"）接受该治疗方案并愿意承担治疗风险，并授权医师：在发生紧急情况下为保障患者的生命安全，医师有权按照医学常规予以紧急处置，选择最适宜的治疗方案实施必要的抢救。

患者/患者委托代理人签名（手印）：   签名时间：

【知情同意书举例4】

沈阳二四二医院腹腔镜胆囊切除术知情同意书

医师告知

手术前诊断：

手术目的：

1.胆囊结石：胆囊切除是治疗胆囊结石的首选方法，对于有症状的胆囊结石应及时行手术切除；对于无症状的胆囊结石，如结石较大、合并胆囊息肉、合并瓷化胆囊等状况下也应考虑手术治疗。

2.胆囊息肉：泛指向胆囊腔内突出或隆起的病变，可以是球形或半球形，有蒂或无蒂，多为良性。少数胆囊息肉可能为早期胆囊癌或可发生癌变，因此以下情况可视为本病的危险因素：直径大于1cm；年龄超过50岁；单发病变；息肉逐渐增大；合并胆囊结石等，存在上述危险因素时应考虑手术切除胆囊

替代医疗方案：开腹胆囊切除术：与腹腔镜手术相比，手术创伤大、术后恢复慢，但费用较腹腔镜手术低。

手术可能出现的并发症、医疗风险：

1.任何手术麻醉都存在风险。

2.任何药物都可能产生副作用，包括恶心、皮疹等症状到严重的过敏性休克，甚至危及生命。

3.此手术可能发生的并发症及风险包括但不限于以下情形：

（1）因病情复杂、有其他病变或并发症的发生时，手术需改为剖腹方式进行；

（2）术中因解剖位置及关系变异变更术式；

（3）术中损伤神经、血管及邻近器官，如：肝脏、胰腺、胃肠道等，致胰瘘、肠瘘等；

（4）切口积液、感染、裂开、延迟愈合或不愈合，瘘管及窦道形成，切口疝；

（5）出血：术中大出血致失血性休克，严重者危及生命；术后手术部位出血，可能需要行二次手术；切口渗血、出血；

（6）手术不能切净病灶，或肿瘤残体存留，术后复发；

（7）手术前诊断不明，或不排除恶性肿瘤可能，具体术式视术中情况而定，可能要改变手术方式，扩大手术范围；

（8）如术中快速冰冻病理结果与石蜡切片结果有出入，以石蜡切片结果为准，可能需要行二次手术；

（9）呼吸并发症：肺不张、肺感染、胸腔积液、气胸等；

（10）心脏并发症：心律失常、心肌梗死、心衰、心脏骤停；

（11）血栓性静脉炎，肺栓塞或其他部位栓塞；多脏器功能衰竭（包括弥漫性血管内凝血）；

（12）水电解质平衡紊乱；

（13）诱发原有疾病恶化；

（14）因病灶或患者健康的原因，终止手术；

（15）术后胃肠道出血，应激性溃疡，严重者危及生命；

（16）胆道损伤，胆汁性腹膜炎，致肝胆管狭窄、黄疸，胆管炎等；

（17）术后结石复发；

（18）肿瘤切除术后复发、远处转移；

（19）如果卧床时间较长，可能导致肺部感染、泌尿系统感染、褥疮、深静脉血栓及肺栓塞、脑栓塞等；

（20）二氧化碳气腹造成的并发症：气体栓塞、皮下气肿、术后右侧肩背部疼痛等。

4. 如果患者患有高血压、心脏病、糖尿病、肝肾功能不全、静脉血栓等疾病或者有吸烟史，以上这些风险可能会加大，或者在术中或术后出现相关的病情加重或心、脑血管意外，甚至危及生命。

5. 术后如果患者不遵医嘱，可能影响手术效果。

我们将以高度的责任心，认真执行操作规程，做好抢救物品的准备及手术过程中的监测。针对可能发生的并发症做好应对措施，一旦发生意外或并发症，我们将积极采取相应的抢救措施。但由于医疗技术水平的局限性及个人体质的差异，意外风险不能做到绝对避免，且不能确保手术完全成功，并可能出现其他不可预见且未能告知的特殊情况，恳请理解。

手术后主要注意事项：

1. 监护各项生命体征变化和腹部体征变化；

2. 注意观察皮肤黏膜和尿液颜色；

3. 有引流管时注意引流液的颜色和引流量变化，防止导管脱出；

4. 预防肺部感染和静脉血栓栓塞症发生；

5. 注意切口有无感染、渗出，及时更换敷料。

我已向患者/患者委托代理人解释过此知情同意书的全部条款，我认为患者/患者委托代理人已知并理解了上述信息。

医师签名：　　　　　　　　　　　　　签名时间：

手术医师签名：　　　　　　　　　　　签名时间：

患者/患者委托代理人确认

医师已向我解释过患者的病情及所接受的手术，并就上述内容向我进行了详细说明，我已认真倾听、阅读并了解。同时，我知道由于受医疗技术水平局限、个体差异的影响，可能发生医疗意外及存在医师不可事先预见的危险情况。

医师向我解释过其他手术方式及其风险，我知道我有权拒绝或放弃此项手术，并知道由此带来的不良后果及风险。我已就患者的病情、该手术及其风险以及相关的问题向医师进行了详细的咨询，并得到了满意的答复。

我_____（填"同意"）接受该手术方案，并愿意承担手术风险。同时授权医师：在发生紧急情况下，为保障患者的生命安全，医师有权按照医学常规予以紧急处置，更改并选择最适宜的治疗方案实施必要的抢救。

患者/患者委托代理人签名（手印）：　　　　签名时间：

【知情同意书举例5】

沈阳二四二医院内镜下消化道息肉切除术/内镜下黏膜切除术（EMR）/内镜下黏膜下剥离术（ESD）知情同意书

医师告知

手术前诊断：

手术目的：消化道息肉尤其是腺瘤性息肉、扁平黏膜病变呈腺瘤性改变或非典型增生等是常见的癌前病变，如不治疗，会逐渐生长，并可能发生癌变、溃疡、出血等并发症。为了防止上述病变的进一步发展，可通过内镜下消化道息肉切除或内镜下黏膜切除术（EMR）或内镜下黏膜下剥离术（ESD）等治疗手段达到治疗目的。消化道早期癌以及来源于消化道黏膜下层的病变（如类癌）或来源于黏膜肌层的间质瘤、平滑肌瘤等病变也可通过上述内镜介入治疗手段达到治疗目的。

拟行手术名称：□内镜下消化道息肉切除术□内镜下黏膜切除术（EMR）□内镜下黏膜下剥离术（ESD）

替代医疗方案：

1.腹腔镜手术治疗：属于微创手术，较开放性手术创伤小，恢复较快。

2.开腹手术治疗：可以直观地观察病变情况并予以仔细处理，但创伤较大，恢复时间较长。

以上医疗方案需要对患者进行手术前评估，根据患者病情和身体状况，选择恰当的治疗方案。

拟行麻醉方式：

此手术在实施过程中、结束后可能出现的并发症和风险：

1.任何手术麻醉都存在风险。

2.任何药物都可能产生副作用，包括恶心、皮疹等症状到严重的过敏性休克，甚至危及生命。

3.此手术可能发生的并发症及风险包括但不限于以下情形：

（1）局部损伤：胃镜检查时咽部损伤，肠镜检查时局部黏膜损伤，或因呕吐出现食管黏膜撕裂。

（2）胃镜麻醉药物过敏、误吸等。

（3）心脑血管意外发生，极少数患者由于胃镜肠镜检查时恶心、疼痛、不适、情绪紧张等情况下可能出现心律失常、心绞痛、心肌梗死、心力衰竭以及脑出血、脑梗死等脑血管意外，危及生命，当患者具有较大上述风险或出现上述情况时随时终止操作，并在相应科室配合下给予患者及时治疗和抢救。

（4）出血：切除病变后少数患者可导致出血，可通过局部注射、氩气、钛夹等治疗手段达到治疗或预防目的，不排除极少数患者需要输血、手术止血等治疗手段。

（5）穿孔：极少数患者在操作过程中或操作完成后可发生消化道穿孔，并可能出现腹腔感染、腹膜炎等并发症，甚至危及生命，并可能需要手术治疗。

（6）因意外情况或患者特殊情况或其他原因不能完成治疗或不能一次完成治疗，可根据患者情况决定下一步治疗。

（7）术后组织病理为癌，并有浸润性，需要外科手术治疗。

（8）部分患者治疗前因诊断需要需加做超声内镜检查。

（9）少数患者因前次检查活检等原因，病变缩小无须电切治疗或病变已自行脱落而无须治疗。

（10）部分病例病变切除后由于之前病理诊断明确无须再次送病理检查或由于客观原因造成切除标本无法取出送病理检查。

（11）胃肠道准备所造成的低血糖、肠梗阻、水电解质紊乱等并发症，可根据具体情况给予相应处理。

（12）如有心脏起搏器患者需要在治疗前调整起搏模式，避免通电时对起搏器功能的影响。

（13）上述并发症严重时，可能延长住院时间，需要重症监护或施以外科手术，并因此增加医疗费用。在极少数情况下，还可能导致永久残疾，甚至死亡。

4.我理解如果我患有高血压、心脏病、糖尿病、肝肾功能不全、静脉血栓、凝血功能障碍等疾病或者有吸烟史，以上这些风险可能会加大，或者在术中或术后出现相关的病情加重或心脑血管意外，甚至死亡。

5.我理解术后如果我不遵医嘱，可能影响治疗效果。

我们将以高度的责任心，认真执行操作规程，做好抢救物品的准备及手术过程中的监测。针对可能发生的并发症做好应对措施，一旦发生意外或并发症，我们将积极采取相应的抢救措施。但由于医疗技术水平的局限性及个人体质的差异，意外风险不能做到绝对避免，且不能确保手术成功，并可能出现其他不可预见且未能告知的特殊情况，恳请理解。

手术后主要注意事项：

1.饮食:根据手术具体情况禁食、水若干小时。术后第1天可进清流质饮食，第2、3天可进食少量半流质饮食。如腹痛加重、便血等情况应暂停饮食，等待医师指导和处理。1～2周内以清淡半流质软食为主，以进食后舒服为标准。禁忌浓茶、咖啡、酒精、辣椒、胡椒等刺激性食品。如无明显不适和特殊要求1～2周后可恢复普通正常饮食。

2. 休息：大多数情况下伤口 3 天内稳定，半个月内基本愈合，一个月内完全愈合。避免剧烈运动和各种屏气用力活动。对有慢性病如心血管病服用抗凝药、肝病、肾病和糖尿病的病友，伤口愈合较慢者，更应注意休息，避免迟发性出血。

3. 大小便：术后在家人辅助下尽量使用便盆床上如厕或床边如厕。如排出较多便血或柏油样大便时，应及时告知医师处理。术后应保持大便通畅，每日自行排便 1～2 次最佳。两天以上未排便、大便困难或大便干结时，宜临时用开塞露刺激和润滑排便，口服软化大便药物如乳果糖（杜秘克）等，禁用刺激性泻药如果导、番泻叶等。

4. 疼痛：如术后腹痛逐渐加重、术后本来无腹痛而出现腹痛时，应警惕肠穿孔、局部感染等，请及时告诉医师处理。

5. 药物：在禁食或少量流质饮食期间，医师会给予静脉输液补充水分和营养；术后当天暂停所有口服药物，高血压药可在术后第 2～3 天恢复，糖尿病友暂停口服降糖药，根据血糖临时改用胰岛素，待开放饮食后恢复口服降糖药；其他可暂停的用药可在手术 3～4 天后恢复。对多发、较大的息肉、切除创面较大息肉术后可能要用数日止血药和抗菌药物。

6. 病理：医师会根据病理结果决定下一步治疗方案，如病理报告息肉恶变，可能要追加手术治疗。

7. 复查：当内镜报告息肉多发性、较大超过 1cm、分次或剥离切除、病理报告是绒毛状腺瘤并有高级别上皮内瘤变或癌变，或息肉切除时术前准备不充分，胃内或肠腔内大量内容物影响息肉切除操作时，建议术后 3～6 月内复查胃镜或肠镜，其他情况在术后 1～2 年复查胃镜或肠镜。

我已向患者／患者委托代理人解释过此知情同意书的全部条款，我认为患者／患者委托代理人已知并理解了上述信息。

医师签名：   签名时间：

手术医师签名：   签名时间：

患者/患者委托代理人确认

医师已向我解释过患者的病情及所接受的手术，并就上述内容向我进行了详细说明，我已认真倾听、阅读并了解。同时，我知道由于受医疗技术水平局限、个体差异的影响，可能发生医疗意外及存在医师不可事先预见的危险情况。

我知道我有权拒绝或放弃此项手术，并知道由此带来的不良后果及风险。我已就患者的病情、该手术及其风险以及相关的问题向医师进行了详细的咨询，并得到了满意的答复。

我＿＿＿＿＿＿＿＿（填"同意"）接受该手术方案，并愿意承担手术风险。同时授权医师：在发生紧急情况下，为保障患者的生命安全，医师有权按照医学常规予以紧急处置，更改并选择最适宜的治疗方案实施必要的抢救；对切除的病变器官、组织或标本进行处置，包括病理学检查、细胞学检查和医疗废物处理等。

患者／患者委托代理人签名（手印）：　　　　　签名时间：

三、编制临床评估表

国家卫生健康委在《关于印发手术质量安全提升行动方案（2023—2025年）的通知（国卫办医政发〔2023〕10号）》行动内容中强调"加强患者风险评估"，要求医院进一步完善患者术前评估管理制度和流程，规范实施患者术前评估，包括但不限于患者一般情况、疾病严重程度、重要脏器功能状况、用药情况、凝血功能、心理和营养状态等。探索建立结构化的患者术前评估表，防止漏评、错评，并在手术前对已完成的评估项目进行核定和分析，对其中发生变化的项目及时复评。随后，国家卫生健康委在关于开展全面提升医疗质量行动（2023—2025年）的通知（国卫医政发〔2023〕12号）要求："全面加强患者评估。医院在住院当日、围术（治疗）期、出院前等关键时间节点强化患者评估，规范评估流程、掌握评估策略、使用评估工具，提高评估的科学性、准确性；密切监测患者病情变化及心理状态，并及时进行再评估，根据评估情况科学调整诊疗方案，保障诊疗措施的及时性、规范性。"

及时、准确的临床评估可以了解患者一般情况和病情，有针对性地制定诊疗方案，使患者能够得到及时、有效、规范诊疗，保证患者安全。依据国家单病种质量管理与控制平台有关病情评估内容要求、《VTE防治质量评价与管理建议（试行版）》和各专业诊疗规范、指南、专家共识等，对临床常用的病情评估表进行了全面收集、整理、修订和补充，编制成《沈阳二四二医院临床评估表汇编（2023年版）》。《评估表汇编》按照系统、专业，评分为11类，共计77个。主要包括：

（1）通用医疗评估表 8 个；

（2）心血管系统评估表 8 个；

（3）神经系统评估表 12 个；

（4）呼吸系统评估表 8 个；

（5）骨科评估表 9 个；

（6）重症医学科评估表 5 个；

（7）肿瘤科评估表 3 个；

（8）肾内科评估表 4 个；

（9）康复医学科评估表 11 个；

（10）精神科评估表 6 个；

（11）其他评估表 3 个。

评估表使用要求：

1. 所有评估表必须在电子病历系统中完整填写、签名，不得打印空白表单后手写。有评估系统或测评软件的科室，可直接在系统或软件中评估、填写。

2. 各个病种评估表必须严格按照该病种诊疗规范要求评估时限进行评估，包括入院时评估、治疗期间评估、出院前评估。

3. 所有患者入院时必须评估"通用医疗评估表"中的项目。

（1）入院患者安全风险评估表。

（2）营养风险筛查评分表（NRS-2002）。

（3）手术患者静脉血栓栓塞症风险评估表（Caprini）。

非手术患者静脉血栓栓塞症风险评估表（Padua）。

评估结果为静脉血栓栓塞症（VTE）中、高风险的住院患者在应用抗凝药物预防前必须填写"出血风险评估表"。

（4）自理能力等级评价表 Barthel 指数评定表（BI）

4. 评估结果必须在病程记录中予以记录，并有分析、处置意见。

【评估表举例1】

沈阳二四二医院入院患者安全风险评估表

（医师评估，随病历归档）

患者姓名：	性别：	年龄：岁	科室：	住院号：

临床诊断：

1. 生命体征评估：

□稳定 □药物维持 □辅助通气

2. 神志评估：

□清醒 □昏睡 □谵妄 □浅昏迷 □深昏迷

3. 过敏史评估：

□无□有：

4. 营养状况评估：

□正常 □过度 □差 □应做进一步评估，必要时请专科会诊

5. 非特殊人群评估：

□非特殊人群 □婴幼儿□虚弱老人 □临终或重度疼痛患者 □孕产妇 □其他：

6. 特殊心理状况评估：

□无 □有情感或精神疾患 □疑似有药物或酒精依赖 □重度抑郁症 □其他：

7. 安全意外评估：

□无 □难免压疮 □有跌倒危险性 □有坠床危险性 □其他：

8. 安全风险总体印象：

□低□中□高

评估者签名：

签名日期： 年 月 日 时 分

【评估表举例2】

沈阳二四二医院手术患者静脉血栓栓塞症风险评估表（Caprini）

（医师评估，随病历归档）

患者姓名：	性别：	年龄：	科室：		住院号：	
诊断：						
VTE 风险因素评分（多选项，所有符合的项目求和）					分值	得分
年龄	≥ 75 岁				3	
	61 ~ 74 岁				2	
	41 ~ 60 岁				1	
一般状态	卧床时间 > 72 小时				1	
	卧床时间 < 72 小时				1	
	肥胖（BMI > 25kg/m^2）				1	
	妊娠期或产后 1 个月				1	
	下肢水肿				1	
	静脉曲张				1	
病史及家族史	脑卒中（1 个月内）				5	
	急性脊髓损伤（瘫痪）（1 个月内）				5	
	髋关节、骨盆或下肢骨折				5	
	VTE 家族史				3	
	VTE 病史				3	
	原因不明或反复自发性流产史				1	
	严重肺部疾病、含肺炎（1 个月内）				1	
	充血性心力衰竭（1 个月内）				1	
	脓毒血症（1 个月内）				1	
	肠炎性肠病史				1	
伴随疾病	肝素诱导的血小板减少症				3	
	其他先天性或获得性血栓症				3	
	狼疮抗凝物阳性、血清同型半胱氨酸升高、V 因子 Leiden 突变，凝血酶原 G20210A 突变、抗心磷脂抗体阳性				3	
	恶性肿瘤				2	
	急性心肌梗死				1	
	肺功能异常				1	
本次入院操作	选择性下肢关节置换术				5	
	外科大手术（> 45 分钟）				2	
	关节镜腹腔镜手术（> 45 分钟）				2	
	石膏固定				2	
	中心静脉置管				2	
	外科小手术（< 45 分钟）				1	
	口服避孕药或激素替代治疗				1	
风险因素得分	分					
风险等级	□低危 ≤ 2 分 □中危 3 ~ 4 分 □高危 ≥ 5 分					
评估医师：	评估时间：　　年　　月　　日　　时　　分					

【评估表举例3】

沈阳二四二医院

格拉斯哥昏迷评估表（GCS）（急性脑梗死，急性动脉瘤性蛛网膜下腔出血）

（医师评估，随病历归档）

患者姓名：	性别：	年龄：	科室：		住院号：
诊断：					

检查项目	患者反应	评分	得分
睁眼反应	任何刺激不睁眼	1分	
	疼痛刺激时睁眼	2分	
	语言刺激时睁眼	3分	
	自己睁眼	4分	
言语反应	无语言	1分	
	难以理解	2分	
	能理解，不连贯	3分	
	对话含糊	4分	
	正常	5分	
非偏瘫侧运动反应	对任何疼痛无运动反应	1分	
	痛刺激时有伸展反应	2分	
	痛刺激时有屈曲反应	3分	
	痛刺激有逃避反应	4分	
	痛刺激时能拨开医师的手	5分	
	正常（执行指令）	6分	
总得分			分
评分提示	□意识清楚（15分）□轻度意识障碍（12～14分） □中度意识障碍（9～11分）□昏迷（≤8分）		
评估医师：	评估时间： 年 月 日 时 分		

四、建立院领导查房制度

院领导查房是医院管理的一项重要内容，是院领导了解基层、发现问题并解决问题的重要途径。院领导查房制度主要包括下列内容：

（一）深入科室调查研究制度

1.院领导要经常深入科室，调查研究，直接掌握情况，总结经验，抓好典型，推广应用；及时发现、纠正存在的问题，坚持持续改进。

2.深入科室，围绕患者安全，重点抓好医疗、护理、预防、科研、供应保障、科室管理等方面工作；征求科室对医院管理工作的意见和建议。

3.在深入科室时，抓好政治思想、医德医风、服务态度、医护质量、科学管理、清洁卫生及患者生活等工作。听取患者及医务人员的意见，表扬好人好事，改进工作。

4.院领导要参加部分实践，如查房、重大手术、疑难病例的会诊、危重患者的抢救及其他相关业务活动等。

（二）院领导行政查房制度

院领导行政查房是指由院长或院长指派副院长带领相关职能部门负责人，深入科室听取意见、解决问题的一种现场办公形式。

1.组织者：党政办公室。

2.参加人员：院领导班子成员、党政办公室、医务部、护理部、人力资源部、财务部、质量管理部、医院感染管理科、疾病预防控制科、后勤保障部（医学装备部）、药剂科、医保科、宣传科、网络信息中心、物价办、保卫科负责人。

3.时间：每季度最后一周。

4.形式：统一集中进行。

5.行政查房内容：

（1）行政查房由院长根据医院工作的实际情况每月指定时间由党政办公室对查房进行安排。

（2）受检查科室主任、负责人要针对医疗、科研、护理、培训、后勤保障、安全保卫等工作以及科室业务的开展情况、当前所面临的困难等内容进行汇报。

（3）院领导及相关职能部门听取科室主任、负责人汇报。对科室提出需要医院协调解决的问题，由院长当场作出决定，所属职能部门落实办理；需要研究解决的事项，提交党政办公会，由主管部门上报主管院长，讨论决定后，形成改进方案并执行。

6. 行政查房基本要求：

（1）查房工作是每季度医院的重点工作，确保应该参加的人员要认真参加。

（2）参加查房必须衣冠整齐，佩戴胸卡，严格遵守劳动纪律，中途不得擅自离开；因故不能参加查房者，应提前向院长请假。

（3）行政查房要和现场办公结合起来，凡能立即解决的问题就地解决，对暂不能解决的要讲明原因或责成有关部门限期解决。

（4）凡在查房中，院领导确定有关职能科室办理的事项，职能科室要积极办理，并将办理结果3天之内向主管院长汇报，并转告党政办公室。

（5）党政办对在查房中提出需要解决的事项要加强督办，并将承办进展、处理结果向院长汇报。

（三）院领导质量查房制度

1. 质量查房是指由业务副院长带领相关职能部门负责人，有计划地定期深入科室，通过现场查房，实施医疗管理的活动。

2. 质量查房体现业务副院长在医疗管理中的主导作用和职能部门的检查监督作用，以查房形式全面了解临床、医技科室业务工作与管理情况，落实三级医师负责制，全面控制医疗质量，培养和考核各级医务人员，进行病案环节质量控制和医疗安全监控，促进医疗质量的管理。

3. 医院质量管理部制定质量查房安排表，全院各科室每季度至少受检1次。

4. 参加质量查房的人员为：业务副院长，质量管理部、医务部、护理部等所有职能部门负责人；受检科室全体医护人员。

5. 质量查房内容包括医疗制度、医护质量、病区管理、院感管理、药事管理等所有职能部门管理相关内容，具体检查标准和细则按照职能部门的二级监管表进行。

6. 质量查房程序：

（1）受检查科室组织全科人员（包括上下夜班人员）均到场参与查房工作。

（2）带队业务副院长宣布查房开始后，由科主任汇报本次查房科室人员出勤情况。

（3）带队业务副院长和各职能部门负责人对受检科室的每名医务人员提问应知应会。

（4）各职能部门进行现场检查，内容包括科室各种记录本、提问、患者及陪护访谈、现场查看等。现场检查时间为 15 分钟，检查内容较多的职能部门应当提前到科室进行检查。

（5）各职能部门现场反馈检查结果，包括得分、问题简述。

（6）受检科室主任汇报上一轮质量查房科室问题整改情况，以及下一步质量管理的重点。

（7）带队业务副院长进行总结。

（8）带队业务副院长宣布查房结束。

7.质量管理部对质量查房情况进行记录，定期汇总各科室二级监管成绩并编发医院质控简报，向全院下发质量考核结果。

五、建立医疗风险事件分析反馈机制

切实有效的反馈机制有利于科室对日常监管发现的风险事件的预防、控制和整改。对于尚未发生的风险事件提高警惕，查找隐患，防患于未然；对于已经发生的风险事件，有则改之，无则加勉。

医院经过多年探索，逐步建立起符合本院实际情况的医疗风险事件分析反馈机制，即医疗质量分析会。具体事项和流程如下：

1.会议时间：每月上旬。

2.会议内容：医疗质量与安全日常监管指标检查结果、存在问题、原因分析等，同时，针对风险点进行相应的培训。

3.会议形式：采用 PPT 形式汇报，图文并茂，形象易懂。

4.汇报人员：医务部、医院感染管理科、药剂科、医保科、物价办、编码室、输血科、临床营养科、质量管理部负责人或检查人员。

5.听取反馈人员：

（1）医院领导；

（2）设有病床的临床科室和麻醉手术科、急诊科、内镜中心、血透中心的科室副主任、责任主治医师、助理护士长、责任主管护师；

（3）医疗质控专员、病历书写质控专员、单病种质控专员、护理质控专员、院感质控专员、医保质控专员、物价质控专员、编码质控专员、临床用药质控专员、输血质控专员。

医疗质量分析会结束后，各科室参加反馈人员将有关本科室存在的问题和医疗风险隐患向本科室主任、护士长进行全面汇报。

六、建立医疗风险事件科主任整改报告机制

科主任是科室医疗风险管理第一责任人。科主任在听取本科室参加质量分析会人员的汇报后，对本科室存在的问题和医疗风险应当进行根因性分析、制定整改措施，形成科室整改报告。

医疗风险事件科主任整改报告机制主要包括下列内容：

1. 召开科室分析会：各科室对医疗质量分析会反馈的本科室存在的问题和医疗风险隐患，按照"重点质控任务问题上报表"（表10-1）列出的具体指标、病历住院号/门诊号、责任人员，组织本科室所有人员进行分析，哪些问题是不可避免的，哪些问题是可以避免的，哪些问题是责任问题，哪些问题是服务态度或沟通问题，等等。

2. 书写科室整改报告：内容包括本科室存在问题、发生原因、整改措施，并形成 PPT。

3. 医院召开科主任整改报告会：听取科主任整改报告的人员有医院领导、医院各医疗质量与安全监管部门（科室）负责人及质控人员。整改报告会由质量管理部负责人主持，按照科室问题由少到多的顺序依次进行。每个科室主任报告结束后，由其主管院领导给予点评；对科室仍不明晰和有疑问、异议的问题，监管部门（科室）现场给予解答。

4. 对于科室整改报告内容流于形式，对问题和风险没有分析或分析不到位，无整改措施或整改措施不力的，当场责令该科室主任回去后继续分析、查找原因、制定切实可行的整改措施，由科主任第二次进行整改报告，直至科室对问题和风险原因分析透彻、整改措施到位为止。

七、加强医务人员医疗风险相关知识学习与考核

提高医务人员医疗风险意识和专业技术水平，增强医疗风险的识别、处置能力是医疗风险管理的关键所在。医院采取编制《全员应知应会手册》和"试题式教学"的方式进一步强化医务人员医疗风险相关知识的学习与考核。

《全员应知应会手册》的内容涵盖了医疗、护理、医院感染、药事、患者安全、医疗器械管理及常用法律法规、医院文化等。手册编写言简意赅，易学易懂，方便医务人员学习。

"试题式教学"由职能部门根据医务人员实际情况，结合医疗质量与安全日常监管发现的反复出现、整改效果不佳的具体问题、突出问题、难点问题，有针对性的命题，并附有标准答案和标准答案的出处，发给全院医务人员学习。题型包括单选题、多选题、判断题和简答题。医疗风险相关知识的学习是一项长期的、需要常抓不懈的系统工程，原则上不采取全院集中培训学习方式，而是采用科室集体学习和医务人员自学相结合的灵活方式进行学习。为检验"试题式教学"成效，医院不定期举办考核，以进一步促进医务人员增强医疗风险意识、重视医疗风险相关知识的学习。具体考核事项和流程如下：

1. 考核方式：笔答。

2. 考核内容：既有公共试题，又有专业性试题。

3. 考核分组：为不影响医疗工作，考核分两组进行，即科主任（副主任）组和普通医务人员组。

4. 考试地点：统一在医院多功能厅，采取隔座就座，防止互相交流、抄袭。

5. 试卷：为防止两组之间泄露考核内容，试卷分为 A、B 卷。

6. 监考：由院领导、职能部门负责人及工作人员负责监考，同时，对考核过程中考生提出的疑问给予解答。

7. 判卷：由质量管理部负责统一判卷，满分为 100 分，60 分为及格分数线。

8. 补考：对于考试未达到 60 分及格分数线的人员统一进行补考。

9. 通报：考核及补考全部结束后，由主管院领导在院务会上对各科室人员考核和补考成绩进行全院通报。

【试题式教学命题举例】

1. 入院必填的评估表是哪几个？

2. 入院必签的知情同意书是哪几个？

3. 医院要求每个部门、每个科室都要设一名时钟管理员。请问医院要求时钟管理员每隔多长时间对哪几种计时器进行校对一次？

4. 围术期预防应用抗菌药物的给药时间？给药地点？预防用药持续时间？

5. 院级疑难病例讨论范围有哪几种情况？

6. 你们科室疑难病例讨论范围有哪几种情况？

7. 不良事件的定义？不良事件分哪14大类？不良事件的报告途径？

8. 医院每年每百名出院患者至少应报告不良事件多少件？

八、开展"春风行动"

为患者提供核心价值服务和附加价值服务，是医疗服务的时代主流，缺一不可。流程再造是提高工作效率、确保就医方便快捷、提升患者就医感受、体现医院人文关怀的重要举措。为了更好地践行"以人民健康为中心，办人民满意的综合医院"的宗旨，重塑医患相互信任的良好关系，让患者及其家属感受到医务人员的关注、关心、关爱，建立和谐医患关系，尽可能消除引发医疗风险的人为因素，医院常态化开展"春风行动"。

（一）活动主题

春风行动（一）——提供附加价值服务从点滴做起。

春风行动（二）——从患者不满意的地方改起。

（二）活动内容

1. 号召全院职能部门和医技临床科室学习参考借鉴但不局限于《为患者提供附加价值服务的60条举措》。结合本部门、本科室实际，职能部门和医技科室多多直接或间接为患者提供附加价值服务，临床科室多多直接为患者提供附加价值服务。

2. 号召全院职能部门和医技临床科室，本着"以病人为中心、以诊疗（医技临床）为主线、以质量为核心、以服务为理念"、医院工作"事事有流程，流程顺、事事顺"原则，做好各自工作的流程梳理，形成文字以便遵循。单一部门或科室内部的流程，由部门或科室自行负责。跨部门、跨科室的工作流程，请主管院长负责牵头制定，必要时请院长协调。

（三）活动时间

常年常态。

（四）工作要求

1. 质量管理部负责定期调度、督促检查、公布排序。

2. 各个职能部门、医技临床科室负责人是学习贯彻落实"春风行动"第一责任人。

3. 各个职能部门负责人要主动支持配合医技临床科室开展工作。

为患者提供附加价值服务的60条举措

1. 一站式服务中心免费为行动不便的患者提供轮椅、寄存物品、自助挂号、自助打印、自助购物等服务。

2. 全体员工都能为不熟悉医院布局的服务对象提供指引服务。

3. 建立药学服务群，服务当地社会人群。

4. 门诊配备手机快速充电器、茶水桶（为门诊患者提供热水）、便民箱（内有：针、线、纸、笔等）、纸杯、急救箱和氧气袋等。

5. 门诊配备数字电视，提供健康教育读本等供患者阅看。

6. 为门诊空腹采血出现低血糖症状的患者，主动提供糖水等。

7. 冬天在金属候诊椅上增加棉质椅垫；为门诊输液患者提供热水袋保暖；为输血患者提供输血加温器。

8. 为门急诊输液患者送饮水到位。

9. 门急诊输液患者需如厕时，有护工提供帮助。

10. 对无人陪同的年龄较大、语言不通、沟通困难的就诊者，专人护送到诊区。

11. 进行妇科检查时，主动为患者拉上隔帘，保护患者隐私。

12. 对儿童进行诊疗操作时，用吸引孩子的小故事、儿童喜欢的卡通小玩具等增进语言和肢体沟通，让患儿配合诊疗，减轻恐惧、疼痛感。

13. 儿童输液室内设置相对独立、环境温馨、温度适宜的哺乳区，保护年轻妈妈的隐私；并设婴儿尿布台，方便宝宝换尿布。

14. 测量血压结束后，为患者整理好衣袖。

15. 天冷时对患者进行听诊，预先温暖听诊器胸件，避免患者因寒冷产生不适。

16. 天冷做体格检查时，医生预先将手温暖，动作要轻，检查完毕后帮助患者整理好衣服。

17. 超声检查时，将耦合剂适当加温。检查结束，帮助患者擦净身上的耦合剂。

18. 需空腹的检查项目，提前30分钟开机做好准备，减少患者的等待时间。

19. 检查前需要膀胱充盈的患者，为其提供饮水。

20. CT、B超检查时，帮助患者上、下检查床。

21. 检验科尽量缩短发报告的时间，最好当日发放检验检测报告。

22. 各个楼宇、各个楼层都设收费窗口，患者可以就近缴费。

23. 收费窗口增设托盘，将发票、找零等放在托盘内传递给缴费人。

24. 在收费、发药等窗口为老年人提供老花镜。

25. 全院和各个部门科室的路标导示清晰明了。

26. 为神经内外科等病房提供患者衣物被褥晾晒场所。

27. 中药房免费为患者提供中药打粉及切片服务；免费为患者提供煎药用过滤网。

28. 在中药袋上注明中药的常规煎法和服用方法。

29. 住院处集中采集患者入院所需的各种信息，免费提供身份证复印等服务。

30. 美化病区环境，适当放置盆栽、花卉，放松患者心情。

31. 住院区备有微波炉、投币洗衣机、轮椅、助行器等便民设施和用品。

32. 病房日间提供椅子，晚间提供折叠式陪护床，方便家属或陪护休息。

33. 给每个入院患者发放入院指引说明书，详细介绍入院后的相关流程，使患者尽快熟悉医院环境，减少陌生感，增加安全感。

34. 患者急诊入院，根据患者需要为其提供方便包，方便包内有毛巾、牙膏、牙刷、卫生纸等。

35. 检查每一位住院患者的鞋子，提醒患者和家属注意防滑。

36. 为眼科入院患者提供一个放眼药水的小盒子，集中放置眼药水，方便患者保管。

37. 为行动不便的患者提供带扶手的轮椅秤称体重。

38. 医务人员主动询问患者和家属的目的地楼层并为其按电梯按钮。

39. 为入院后需要做辅助检查的患者，预约好检查时间，安排专人陪同检查。

40. 午休时帮住院患者拉上窗帘，患者醒后再帮其拉开。

41. 餐前用消毒小毛巾或快速手消毒液帮助生活不能自理的患者擦手。

42. 帮助卧床、生活不能自理的患者在床上洗头，并吹干。

43. 为意识障碍不能自行翻身，翻身后又不能自行保持体位的患者，准备适合的体位垫。

44. 制作温馨提示牌，放在患者床头柜上，帮助患者配合治疗。如：您有口服药在护士站、明晨抽血请空腹、您需测血糖、您有餐前药等。

45. 护士为卧床患者翻身后，细心帮他们取舒适卧位并将被子盖好。

46. 患者下床行走时，每一个遇到的护士都上前看一下，嘱咐一句："走慢一点，扶稳了，如不舒服请告诉我们。"

47. 为静脉留置患者提供保鲜（防护）膜，方便患者洗澡。

48. 患者输液结束时，为其放下衣袖，将输液的一侧肢体摆好位置。

49. 对输液、静脉抽血等患者，在拔出针头时，要细心指导患者压迫穿刺部位，防止发生瘀血。

50. 主动为导尿后患者系好尿袋，为灌肠后患者提供卫生纸。

51. 手术患者接入手术室后，安排人员陪护等待，并播放舒缓的轻音乐，帮助患者放松心情。

52. 通过手术室外显示屏及时向家属发布患者手术信息，便于家属及时了解。

53. 为术后带管患者提供特制的引流背包，妥善固定引流管，方便患者下床活动。

54. 为手术患者做内腔冲洗前，将生理盐水放入恒温箱内加热至合适温度后再做冲洗，有利于维持患者体温恒定和术后恢复。

55. 手术患者暴露手术需要脱去病员服，用加温后的被子为患者保温。

56. 对无子女陪同的老年人，多陪他（她）们说说话。

57. 当患者通讯联系困难时，医务人员主动提供帮助。

58. 给不能回家过春节的患者送上贺卡或吉祥物，祝福早日康复。

59. 出院前一日，为患者准备一份"服药清单"，告知日常药物的服用剂量、频次；发放"联系卡"，介绍出院流程；告知复诊时间，提供管床医生、管床护士的联系电话。

60. 出院当日安排人员协助患者办理出院手续，提供住院费用清单和发票。

第十一章　医疗意外风险管理与实践

第一节　医疗意外风险概述

一、医疗意外定义

医疗意外是指在对患者的诊疗护理过程中，医务人员并未违反相关法律法规、临床诊疗指南和技术操作规范，不是出于故意或过失，而是由于受现实医疗条件和医学科学水平所限，或者由于患者病情特殊或体质特殊等不能抗拒或不能预见的原因导致患者出现难以预料和防范的不良后果。所谓不能抗拒，是指医务人员遇到某种不可抗拒的力量，即医务人员自身能力、环境和条件，不能排斥和阻止损害后果的发生；所谓不能预见，是指医务人员根据普遍的医学科学规律不能预先料到事物可能的变化过程及大致结果，以及根据当时的条件、实际情况及医务人员的技术能力也不能预见不良后果。

医务人员对于医疗意外的发生不负有责任。

医疗意外风险管理是医疗风险管理的一部分，是指当患者在医院内发生医疗意外时，为有效控制该事件的进一步发展，减少意外对患者的人身损害以及降低对医疗环境的不利影响而采取的一系列措施。

二、医疗意外表现形式

常见的医疗意外的表现形式主要包括以下几种情形：

1.患者药物过敏试验为正常，或未规定做过敏试验的药物，使用时或使用后引起患者出现过敏反应者。

2.患者在诊疗过程中无诱因突然发生肺梗死、心脏骤停等。

3.患者属特异性体质，如解剖变异等。

4.应用新技术、新药物之前虽作了充分的准备，执行请示报告制度、向患者及其家属充分告知并取得书面签字同意，仍发生意外者。

5.经检修的医疗设备、设施、器械等在操作过程中突发故障或突发停电等影响正常操作导致不良后果者。

6.其他不可预知的意外。

三、医疗意外特点

1.意外性：医疗意外事件的发生通常是突发的，无法预见的，即使医疗机构和医务人员采取了必要的预防措施，也不能完全避免其发生。这类后果通常都是由疾病的特殊变化或预想不到的原因造成的，这种后果不管对患者还是医务人员都具有意外性，缺乏心理准备，而患者及家属因为对医学缺乏相应的知识，因而常常引发医疗纠纷。

2.不可控性：医疗意外事件的发生往往不是医疗机构和医务人员的故意或过失行为所导致的，而是由疾病病情的复杂性和不可控因素所引起的。医疗意外发生后，后果通常很严重，病情的变化超出了当今医学手段所能控制的范围，所以常常会导致患者严重的功能缺陷、丧失，甚至危及生命。

3.不可避免性：在医疗领域中，虽然现今的医学已经发展到了一个新的阶段，但仍是一个探索性、实践性和未知性极强的一门学科。在医学发展的同时，疾病也在发展，在医疗实践中，仍会遇到现今医学无法解决的问题。

4.难以预防性：医疗意外事件往往难以通过简单的预防措施来避免，需要医疗机构和医务人员采取全面、严密的诊疗护理措施，从而降低医疗意外事件造成的损害。

了解医疗意外风险的定义和特点，有助于医疗机构及医务人员更好地理解医疗过程中医疗意外风险的责任和管理，并在实际工作中采取措施，尽可能减少医疗意外的发生。同时，患者也可以通过了解医疗意外风险，更好地选择适合自己的诊疗护理方式，并在就医过程中与医务人员充分沟通，提高诊疗的准确性和安全性。

第二节　医疗意外对医患双方的影响

医疗意外具有不可预见性和不可抗性的特点。所谓不能预见，是指医务人员没有事先预见，而且根据当时的条件、情况以及医护人员的技术能力也无法预见。所谓不能抗拒，就是指医护人员遇到某种无法抗拒的力量，也就是说医务人员自身能力、环境和条件，均不能排斥和阻止损害后果的发生。

一、对患者及家属的影响

1. 身体方面：医疗意外的发生有可能造成患者的身体受到损害，并且有可能导致患者的病情加重、器官缺失甚至死亡。如心脏骤停、药物过敏反应、手术意外等。

2. 心理方面：医疗意外可能导致患者和家属精神上的痛苦和创伤，例如失去亲人、面对病痛的无助、恐惧和焦虑等，这些精神伤害可能会长期存在并影响患者和家属的生活质量，甚至影响患者和家属的社会功能。

3. 经济负担：医疗意外可能导致患者额外承担高额的医疗费用，包括治疗费用、康复费用、药品费用等。对于一些经济条件不好的家庭来说，这可能会造成巨大的经济负担。

4. 家庭影响：医疗意外的发生不仅仅可以影响患者自身，还可能对患者的家庭造成影响。家庭可能需要花费大量的时间和精力来照顾患者，这便可能会对他们的生活和工作造成影响。

5. 信任危机：医疗意外可能导致患者和家属对医疗机构的信任产生危机，他们可能会对医疗机构的诊疗技术和护理服务产生怀疑和不信任感，这种不信任可能会影响患者接受后续治疗的效果。

二、对医院和医护人员的影响

1. 声誉损害：医疗意外可能导致患者及其家属对医院和医护人员失去信任，对医院的声誉造成负面影响，进而影响到医疗机构的业务量和收入。

2. 法律责任：医疗意外可能导致医疗纠纷，甚至引发法律诉讼。医院和医护人员可能需要承担相应的法律责任，包括赔偿患者损失和支付罚款等。

3. 心理压力：医疗意外还可能对医护人员的心理造成巨大压力，可能导致他们因此而产生愧疚、抑郁、焦虑、自责等负面情绪。而这种负面情绪带到工作中可能会影响医护人员后续的工作表现和服务质量。

4. 人力资源损失：医疗意外可能导致医护人员流失，特别是那些技术精湛、经验丰富的医护人员可能会选择离开医院，从而造成医院人力资源的损失。

5. 管理难度：医疗意外可能导致医院的管理难度增加，例如监管制度不完善、安全意识不强等问题。这可能需要医院加强管理力度，提高医护人员的安全意识和技能水平。

第三节　医疗意外风险管理实践

医疗意外风险虽然具有不可预见、不可避免、难以防范的特性，但是，制定切实可行的医疗意外风险管理制度与处置预案能够在一定程度上降低医疗意外风险给医患双方带来的不良损害。本节重点向大家介绍几种比较常见的医疗意外风险管理制度和处置预案。

【例1. 沈阳二四二医院静脉血栓栓塞症（VTE）防治管理办法】

静脉血栓栓塞症（VTE）包括深静脉血栓形成（DVT）和肺血栓栓塞症（PTE），是住院患者非预期死亡和围术期死亡的重要原因。为采取积极有效的风险评估手段，制定有效的预防方法和策略，规范医院内静脉血栓栓塞症（VTE）的预防、诊断与治疗，降低死亡率，改善患者预后，保障住院患者医疗安全，降低VTE导致的疾病负担，依据《全国肺栓塞和深静脉血栓形成防治能力建设项目三级医院中心建设标准》（2021 年版）、《VTE 防治质量评价与管理建议》（2021 试行版）和《医院内静脉血栓栓塞症防治质量评价与管理指南》（2022 年版）制定本管理办法。

一、组织管理

（一）成立医院内 VTE 防治管理委员会

1. 医院内 VTE 防治管理委员会的组成：主任委员由医院院长担任，全面负责医院内 VTE 防治工作；副主任委员由主管医疗副院长担任；委员会成员由医院相关管理部门负责人和临床、医技相关科室负责人组成。

2. 医院内 VTE 防治管理委员会的职责：

（1）全面负责医院内 VTE 的防治工作；

（2）根据医院的实际情况制定医院内 VTE 防治管理制度，包括但不限于：《医院内 VTE 防治管理办法》与《医院内 VTE 防治工作手册》等；

（3）制定医院内 VTE 应急预案与处理流程，推荐成立医院内 PTE 快速反应团队（the pulmonary embolism response team，PERT），明确团队成员职责和具体分工并落实；

（4）根据医院的实际情况，明确本院的医院内 VTE 高危科室；

（5）负责开展医院内 VTE 防治工作的实施、质控、监督工作，定期组织召开管理工作会议，对相关工作进行总结梳理和持续改进；

（6）负责开展医院内相关人员培训：包括针对医院内医政管理人员的培训、医护人员的培训和医技人员的培训等，制订培训计划并监督实施。

（二）设立医院内 VTE 防治管理办公室

1. 医院内 VTE 防治管理委员会下设医院内 VTE 防治管理办公室，是医院内 VTE 防治工作的具体执行部门，接受管理委员会的直接领导，负责相关工作的具体执行与日常运行。

2. VTE 防治管理办公室主任为医务部主任，成员包括：医务、护理、网络信息、临床、医技等部门的相关管理或专业人员，成员分工职责明确。

3. VTE 防治管理办公室负责开展医院内 VTE 防治工作的实施、质控、监督和持续改进。

4.VTE 防治管理办公室负责开展医院内相关人员培训：包括针对医院内医政管理人员的培训、医护人员的培训和医技人员的培训等。

（三）高危科室 VTE 防治管理小组

1. 高危科室 VTE 防治管理小组的组成：科室主任是科内 VTE 防治工作第一责任人，组长由科室主任担任，组员应包括本科室医生和护士，并设置科室 VTE 防治联络员。

2. 高危科室 VTE 防治管理小组的职责：

（1）科室须参照医院的《医院内 VTE 防治管理办法》和《医院内 VTE 防治工作手册》制定适合于本科室执行的相关管理制度；

（2）根据指南制订本科室专科 VTE 预防方案，规范临床评估和诊断流程，成立科室 VTE 应急小组并制定应急预案；

（3）制订本科室质控方案和具体落实措施，定期召开例会，总结分析科室 VTE 防治工作并持续改进；

（4）对本科室医务人员进行 VTE 防治相关培训、指导及相关医疗规范与标准的落实；

（5）科室 VTE 防治联络员按照有关要求报送本科室 VTE 防治管理相关信息。

二、预防及诊治

（一）预防策略

1. 住院患者 VTE 风险评估：

（1）各科室按照 VTE 风险评估标准化流程与规范制度，由医师对住院患者进行 VTE 风险评估，并需在临时医嘱中开立医嘱。评估和预防不包括：14 周岁以下患者、住院时间 ≤ 24 小时的患者、正在接受抗凝治疗的患者（如房颤、急性心肌梗死、缺血性脑卒中、正在接受连续肾脏替代治疗、体外膜肺氧合、血液透析以及机械瓣膜植入状态等人群）、入院时已确诊的 VTE 患者。

（2）各科室要使用规范的电子化 VTE 风险评估量表，手术患者使用 Caprini 评分表，非手术患者使用 Padua 评分表，肿瘤内科患者可使用 Khorana 评估量表，产科可依据《妊娠期及产褥期静脉血栓栓塞症预防和诊治专家共识》（2021 年版）制定评估量表，并对中高危患者有明确标识。评估量表与病历一起归档，评估结果在病历中记录。

（3）住院期间，针对病情变化的患者实行动态的 VTE 风险评估，关键动态时点包括：入院后、手术前／后、转科后、病情变化时、出院前等，评估要在 24 小时内完成。

2.对有 VTE 风险的住院患者进行出血风险评估：

（1）各科室对 VTE 中、高风险的住院患者在应用抗凝药物预防前，按照出血风险评估的标准化流程与规范制度由医师进行出血风险评估，并需在临时医嘱中开立医嘱。

（2）各科室要使用规范的电子化出血风险评估量表，由医师进行出血风险评估，并对高危患者有明确标识。评估量表与病历一起归档，并在病历中记录评估结果。

（3）住院期间，关键动态时点的 VTE 风险评估结果为中、高风险的住院患者，应在相应动态时点内进行动态出血风险评估，并在 24 小时内完成。评估量表与病历一起归档，评估结果在病历中记录。

3.为有 VTE 风险的住院患者提供适合的药物预防与机械预防措施：

（1）在充分评估 VTE 风险和出血风险的基础上，进行 VTE 足疗程预防，并做到动态评估，及时调整预防策略，并开立医嘱，在病程记录中记录。

（2）对具有 VTE 中、高风险伴低出血风险患者，根据诊疗指南推荐意见，采取药物预防措施或药物预防联合机械预防措施。对具有 VTE 中、高风险伴高出血风险患者，采取机械预防措施。在实施机械预防措施前，完成预防禁忌证的评估。

（3）VTE 中、高风险的手术患者，药物和（或）机械预防至术后 7 ~ 14 天；对于合并恶性肿瘤的外科手术预防至术后 28 天；骨科大手术（髋关节、膝关节置换等）患者，预防至术后 35 天。VTE 高风险的非手术患者，药物和（或）机械预防 7 ~ 14 天。

（4）手术患者存在 VTE 中、高风险，且临床可能性评估为高度可能，术前必须完善 VTE 相关检查（凝血项、D- 二聚体、下肢血管超声等）进行充分的安全评估再行手术治疗。

（二）诊治规范

VTE 的规范诊断：

1. 医务人员要熟练掌握VTE的临床评估和诊断流程，如果遇到PE（肺栓塞）和DVT疑似患者，迅速作出判断，做到早期识别，并及时请相关专业科室会诊，进入正确的处理流程。

2. 医院内PTE快速反应团队成员以及PE和DVT相关专业科室医务人员（呼吸与危重症医学科、重症医学科、心血管内科、血液内科、血管外科、急诊科等）要熟练掌握抗凝与溶栓治疗的适应证、禁忌证与具体使用方法，根据指南推荐意见，规范使用抗凝与溶栓药物。

3. 医院内VTE高危科室医务人员应熟悉抗凝与溶栓治疗的适应证、禁忌证与具体使用方法，根据指南推荐意见，在相关专业科室医务人员指导下，规范使用抗凝与溶栓药物。

4. 对复杂的VTE患者（存在死亡风险、治疗矛盾、潜在医疗纠纷等）启动多学科诊疗（MDT）。

5. 对于复杂、疑难、危重病例，积极进行远程会诊或请院外会诊，需要转诊治疗的患者在保证医疗安全的前提下尽快转诊，保证患者获得及时、规范、有效的治疗。

三、护理管理

1. 护理部成立VTE专项护理管理小组，制定医院内VTE专项护理管理制度，并落实医院内VTE防治的相关工作。

2. 对住院患者根据评估结果及医嘱采取相应的VTE防治护理措施；对患者及家属进行VTE防治的健康宣教。

3. 制定医院内VTE防治的护理规范、制定培训计划，并定期组织培训。

4. 定期对VTE防治护理质量进行评价，进行质量分析与改进。

四、患者管理

（一）住院期间管理

1. 医护人员应指导中高危患者及家属了解和参与VTE认知、评估、预防以及诊疗的整个过程，配合开展相关检查和治疗。

2. 患者接受VTE预防措施前签署患者知情同意书。

3.VTE 确诊患者接受抗凝或溶栓治疗前签署抗凝／溶栓知情同意书。

（二）出院后管理

1. 为 VTE 患者和中高风险患者提供健康处方。

2. 对 VTE 患者和中高风险患者进行预防保健、用药咨询、康复指导等。

3. 定期（出院后 30 天／90 天，以入院日起算）对出院的 VTE 患者以及出院时仍存在 VTE 风险的患者进行随访，随访方式包括：来院随访、门诊复诊或电话随访等。

4. 填写随访情况表、不良事件报告表，并保存随访数据。

（三）健康宣教

1. 科室应设置健康教育板报、宣传栏、知识角、知识手册等。

2. 入院患者教育、手术患者的术前教育应包含 VTE 防治相关知识。

3. 利用报纸、杂志、广播、电视、微信等多种途径开展 VTE 防治健康教育，定期举办 VTE 健康知识讲座等活动。

五、培训工作

（一）医院管理人员的培训

1. 开展医院领导层、医政管理人员、行政管理人员的培训，每半年至少一次。

2. 培训内容应包括：医院内 VTE 防治体系的基本概念、目标与运作机制、相关部门的职责与任务、防治工作需要医院管理层面解决的主要问题等。

3. 通过培训调动和发挥医院管理人员的主观能动性。

（二）医护人员的培训

1. 将 VTE 预防培训纳入员工培训常规内容，高危科室纳入科室培训常规内容。

2. 定期以学术讲座、专题培训、业务指导、晨会讲课、远程教学等方式开展 VTE 防治知识及专业技术培训。

3. 全院医护人员培训交流至少每年 1 次，VTE 质控人员、高危科室人员至少每季度 1 次。

六、质量控制

（一）定期监测 VTE 防治质控核心指标

1. 医务部、护理部监测重点的过程指标：VTE 风险评估率、出血风险评估率、预防措施实施率、患者宣教知晓度等。

2. 医务部监测重点的结局指标：医院相关性 VTE 检出率、医院相关性 VTE 规范治疗率、出血事件发生率、医院相关性 VTE 死亡率等。

（二）质量改进计划和持续改进

1. 医院根据本单位的实际情况与发展规划，制定医院内 VTE 防治质量改进计划，明确重点监测指标的改进程度。

2. 定期监测医院内 VTE 防治工作的过程指标和结局指标，通过实施医院内 VTE 防治的一系列规范化管理，达到过程指标和结局指标的改善趋势，以提高住院患者的医疗质量与安全。

3. 定期对医院相关 VTE 不良事件进行多学科讨论和根因分析，发现存在的薄弱环节并进行有效整改。

【例 2. 沈阳二四二医院心脏骤停应急预案及抢救流程】

心脏骤停是目前比较常见，也是最为严重的一种医疗意外。心脏骤停是指心脏射血功能的突然终止，大动脉搏动与心音消失，重要器官（如脑）严重缺血、缺氧，导致生命终止。这种出乎意料的突然死亡，医学上又称为猝死。引起心脏骤停最常见的是心室纤维颤动。若呼唤患者无回应，压迫眶上、眶下无反应，即可确定患者已处于昏迷状态。再注意观察患者胸腹部有无起伏呼吸运动。如触颈动脉和股动脉无搏动，心前区听不到心跳，可判定患者已有心脏骤停。因为心脏骤停常常出人意料、突如其来，对家属来说无法接受、无法理解，所以，极易引发医疗纠纷风险。

心脏骤停的发病人群并不固定，与年龄没有必然联系，可在剧烈运动后发生，也可在静息时发生。心脏骤停的发病原因复杂多样，常常是多种因素综合作用的结果。

一、住院患者突发心脏骤停

（一）应急预案

1. 患者在医院内突发心脏骤停，第一发现的医务人员在快速查看现场环境安全情况后立即判断患者反应及脉搏、呼吸，确定心跳、呼吸停止，不要离开和移动患者，应当立即就地进行胸外心脏按压、人工呼吸等急救措施，同时请在场人员帮助呼叫其他医务人员。

2. 其他医务人员接到呼叫后迅速赶赴现场，按心肺复苏抢救流程配合抢救。

3. 根据患者实际情况，可将患者移至病床上。切记，在搬运过程中不可中断抢救。

4. 注意心、脑、肺复苏，并开放静脉通道，必要时建立两条静脉通道；

5. 在抢救过程中，应随时注意周围环境，清理障碍物，合理放置抢救车、除颤仪、呼吸机、吸引器等仪器设备，方便实施抢救。

6. 注意观察和预防抢救中、抢救后的各种并发症。

7. 参加抢救的医务人员应当密切配合，井然有序，严格执行药品及操作的查对制度，特别是口头医嘱。

8. 在抢救的同时，医务人员应当与患者家属做好沟通，耐心讲解患者病情和预后，做好安慰等心理疏导。

9. 在抢救结束后6小时内，据实、准确补记抢救过程及医嘱。

10. 在抢救过程中，应关注同病房其他患者感受，可用屏风或遮帘遮挡并进行安抚，或暂时将其他患者移到其他病房。

（二）抢救流程

见图11-1、图11-2。

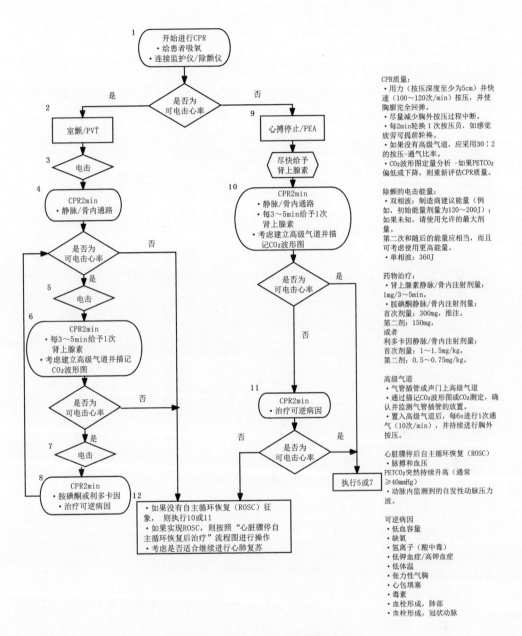

1 开始进行CPR
· 给患者吸氧
· 连接监护仪/除颤仪

是否为可电击心率
是 / 否

2 室颤/PVT

3 电击

4 CPR2min
· 静脉/骨内通路

是否为可电击心率
否

5 电击

6 CPR2min
· 每3~5min给予1次肾上腺素
· 考虑建立高级气道并描记CO₂波形图

是否为可电击心率
否

7 电击

8 CPR2min
· 胺碘酮或利多卡因
· 治疗可逆病因

9 心搏停止/PEA

尽快给予肾上腺素

10 CPR2min
· 静脉/骨内通路
· 每3~5min给予1次肾上腺素
· 考虑建立高级气道并描记CO₂波形图

是否为可电击心率
是

否

11 CPR2min
· 治疗可逆病因

是否为可电击心率
是

否

执行5或7

12
· 如果没有自主循环恢复（ROSC）征象，则执行10或11
· 如果实现ROSC，则按照"心脏骤停自主循环恢复后治疗"流程图进行操作
· 考虑是否适合继续进行心肺复苏

CPR质量：
· 用力（按压深度至少为5cm）并快速（100~120次/min）按压，并使胸廓完全回弹。
· 尽量减少胸外按压过程中断。
· 每2min轮换1次按压员，如感觉疲劳可提前轮换。
· 如果没有高级气道，应采用30：2的按压-通气比率。
· CO₂波形图定量分析 -如果PETCO₂偏低或下降，则重新评估CPR质量。

除颤的电击能量：
· 双相波：制造商建议能量（例如，初始能量剂量为120~200J）；如果未知，请使用允许的最大剂量。
第二次和随后的能量应相当，而且可考虑使用更高能量。
· 单相波：360J

药物治疗：
· 肾上腺素静脉/骨内注射剂量：1mg/3~5min。
· 胺碘酮静脉/骨内注射剂量：首次剂量：300mg，推注。第二剂：150mg，
或者
利多卡因静脉/骨内注射剂量：首次剂量：1~1.5mg/kg。第二剂：0.5~0.75mg/kg。

高级气道
· 气管插管或声门上高级气道
· 通过描记CO₂波形图或CO₂测定，确认并监测气管插管的放置。
· 置入高级气道后，每6s进行1次通气（10次/min），并持续胸外按压。

心脏骤停后自主循环恢复（ROSC）
· 脉搏和血压
PETCO₂突然持续升高（通常≥40mmHg）
· 动脉内监测到的自发性动脉压力波。

可逆病因
· 低血容量
· 缺氧
· 氢离子（酸中毒）
· 低钾血症/高钾血症
· 低体温
· 张力性气胸
· 心包填塞
· 毒素
· 血栓形成，肺部
· 血栓形成，冠状动脉

图11-1 成人心脏骤停抢救流程

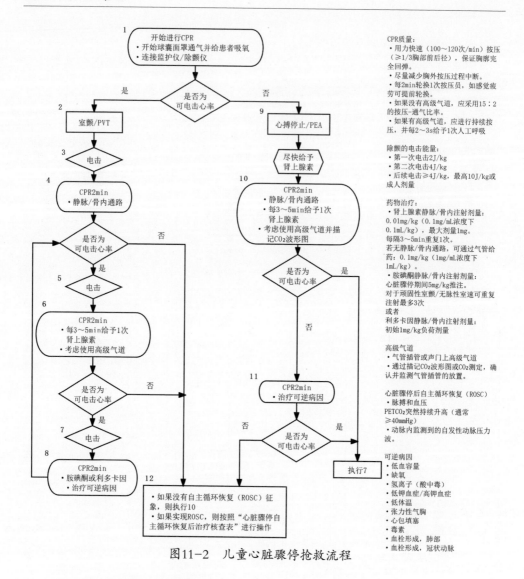

图11-2　儿童心脏骤停抢救流程

二、手术患者心脏骤停

（一）应急预案

1.在手术开始前患者发生心脏骤停时，应当立即进行胸外心脏按压、人工呼吸、气管插管、快速建立静脉通道，并根据医嘱进行抢救。

2.在抢救过程中应注意心、脑、肺复苏，如果必要可开放两条静脉通道。

3.手术中患者出现心脏骤停时，应先行胸外心脏按压术，未行气管插管的患者，应立即行气管插管辅助呼吸。

4. 参加抢救人员应互相密切配合，井然有序，严格查对，口头医嘱应复述一遍并得到确认后方可执行。

5. 保留抢救使用的各种药物安瓿和药瓶，及时、准确记录抢救过程。

6. 急救物品做到"四固定"，每班认真清点交班，完好率须达 100%，保证抢救工作可随时开展。

（二）抢救流程

见图 11-3。

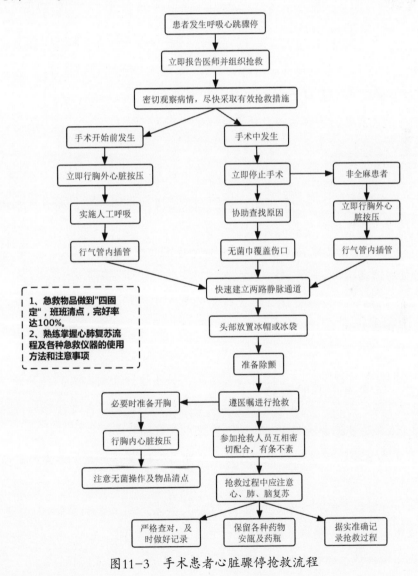

图11-3　手术患者心脏骤停抢救流程

【例3. 沈阳二四二医院严重过敏反应应急预案及抢救流程】

过敏（allergy）是指已免疫的机体在再次接受相同物质的刺激时所发生的反应。过敏反应的临床症状因个体差异有轻有重，可在数分钟内由最轻的皮肤表现迅速加重，甚至造成死亡。

严重过敏反应是一种速发的、累及一个以上系统（如皮肤、消化系统和 / 或呼吸系统）、可发生危及生命的重度过敏反应。其特点是快速出现的可以危及生命的循环、呼吸系统异常，偶尔也会出现相关的皮肤黏膜的改变。

一、过敏性休克特点

（一）出现休克表现即有血压急骤下降，并且患者出现意识障碍；

（二）出现休克表现之前或同时，患者常有与过敏相关的症状，如烦躁不安、皮肤黏膜表现、循环衰竭、呼吸道阻塞等。

二、应急预案

（一）发生过敏性休克后应立即停药，移除可疑致敏原，使患者平卧，并请旁人帮助呼叫其他医务人员。

（二）立即给予盐酸肾上腺素 0.5 ～ 1mg 皮下注射或静推、高流量氧气吸入，保持呼吸道通畅。

（三）迅速建立静脉通道，按医嘱使用其他药物。当患者出现脉搏细弱，大汗淋漓，口唇发绀，血压下降时，给予升压药物，如多巴胺、间羟胺等，并严格控制滴速。

（四）迅速准备好各种抢救用品及药品，如气管切开包、吸引器、开口器、喉镜、血管活性药物、呼吸兴奋剂等。当出现呼吸抑制时，给予呼吸兴奋剂；喉头水肿造成气道阻塞影响呼吸时，应立即准备气管插管或气管切开术。

（五）患者出现呼吸、心脏骤停时，立即行心肺复苏，直至患者恢复自主呼吸和心跳。

（六）护理人员应严密观察患者生命体征、尿量及其他病情变化。

（七）生命体征平稳后，做好基础护理、心理护理等。

（八）抢救结束后 6 小时内，医师应当据实准确补记抢救过程。

三、抢救流程

抢救流程见图11-4。

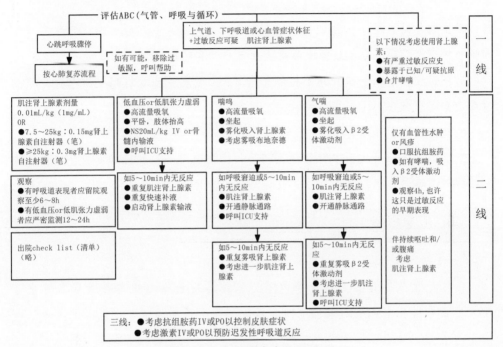

图11-4 过敏性休克抢救流程

【例4. 沈阳二四二医院大面积停电应急预案及处置流程】

大面积停电是指医院因配电重要设施严重故障、输电线路故障、供电公司供电电网突发性故障或其他不可抗力导致的临时性、突发性的停电事故。尽管医院已完成双路供电配置，但仍无法完全避免突发意外状况发生，为迅速、有序地组织和恢复供电，确保患者的生命安全和减少损失，保证医院用电畅通，促进事故应急工作的规范化、制度化，依据国家相关法律法规，制定本预案。

大面积停电处理工作贯彻"预防为主，常备不懈"的方针，遵循"统一领导，完善制度，明确责任，快速反应，措施果断"的原则。

一、应急预案

1.成立停电应急工作组，下设应急抢修队。

2. 应急工作组应做好日常安全供电工作，贯彻落实安全生产责任制，防范大面积停电事故的发生。应急抢修队日常工作中需对医院内电路系统进行定期检查、维护、保养，发现异常，及时检修。

3. 发生大面积停电事故时，及时做好停电事故应急工作，组织人员实施抢修，尽快恢复供电。

4. 根据大面积停电事故严重程度，决定启动和终止应急预案。

5. 向医院停电应急工作组汇报停电情况，必要时向供电部门发出求援，并及时向后勤保障领导小组报告事故情况。

6. 必要时请求外力支援。

7. 后勤保障部是履行本预案规定的第一责任部门，各部门成员应在组长的统一指挥下，各司其职，通力合作，做好大面积停电时的应急抢修工作。

二、应急程序

（一）医疗应急程序

1. 各科室应备好应急灯、手电等，保证其处于备用状态并放置在随手可及处。医疗过程中如果遇到停电时，医院相关人员应加强巡视，提醒患者注意安全。

2. 要优先保障重症医学科、抢救室、手术室等特殊科室的电力供应，在正式供电之前找好抢救患者使用的动力机器的替代办法，同时开启应急灯或手电照明。

3. 因停电被困电梯、治疗室、检查室等场所时，被困人员应保持镇静，等候救援或配合院方人员采取应急措施。

4. 医院各科室按照医院停电应急预案采取措施。呼吸机、麻醉机若无备用电源，需备好手动通气装置，停电时医务人员应立即将呼吸机和患者进行人机分离，连接简易呼吸囊维持呼吸，并密切观察患者面色、血氧饱和度、意识、生命体征等。

5. 使用微量推注泵的患者，在推注泵蓄电池电量不足时，可改用静脉缓慢滴注法。需要使用吸引器吸痰的可改用50mL注射器接吸痰管吸痰。

6. 医务人员要加强病房巡视，安抚患者，注意防火、防盗。

7.正常供电恢复后，特殊设备，如微机控制的 CT、MRI 等须重新检测至备用状态。

8.停电过程中，发生医疗、护理方面的特殊问题应立即分别向医务部、护理部报告。

（二）配电室应急程序

1.计划性停电应急程序：

（1）配电室在接到供电公司通知停电的电话或其他形式的停电通知时，应当询问清楚具体停电时间、停电时长和停电原因，并做好记录。

（2）通知停电应急工作组组长（夜间通知总值班人员），说明具体停电时间、停电时间长和停电原因，并做好自备发电机开机的准备工作。

（3）如在正常工作时间内，在时间允许的情况下，应由后勤保障部以电话、印贴紧急通知等多种形式向各科室、各部门发出通知。

（4）如时间紧急，应在接到供电公司的通知后，立即通知停电应急工作组组长（夜间通知总值班人员）并向后勤保障领导小组汇报，向各科室、各部门发出通知，重要科室应向科主任、护士长讲清停、送电的时间，并制定停、送电计划。

（5）在停电前 30 分钟到配电室，做好切换备用发电机电源的前期检查。停电前 15 分钟保证自备发电机电源的正常启动和输送。

（6）将全部电梯停到 1 楼位置。

（7）当外网停电后，启用发电机电源，保证手术室、急诊医学科、重症医学科等重点部门的供电。

（8）做好自备发电机电源运行记录及恢复供电后的记录。

2.非计划性停电应急程序：

（1）出现临时性停电时，应立即电话询问供电局，问明停电原因及停电时间的长短。

（2）通知应急小组组长或总值班，说明情况。

（3）如停电时间较短（10 分钟之内）应等待市电来后送高低压电。

（4）如停电时间较长，应立即准备切换备用电源，并做好备用电源的运行记录。

（5）医院内部原因停电时，要查明停电原因。如果高压电路出现故障，电工应立即倒入备用电源，并及时与供电部门抢修班联系，尽快恢复，保证用电；如果低压电路出现故障时，应快速查明原因，按照操作规程恢复供电。

（6）配电室设备故障：①超电流空开跳闸。打开配电柜查找空开跳闸区域，手动合闸送电。电话询问相关科室设备用电情况，专人到相关科室巡查送电情况，确保设备用电稳定，做好停电记录，分析停电原因，总结抢修经验，更换电流较大开关。②线路短路，空开跳闸。立即打开配线柜，查明短路线路走向，前往相关楼层配电室，查明原因，更换维修配电设备。前往相关科室，查看用电情况，做好停电记录，分析停电原因，总结抢修经验。

（三）重点科室应急程序

1.接到停电通知后，在条件允许的情况下切断所有的仪器、设备电源，待电路恢复正常后再投入使用。

2.立即做好停电准备，如有抢救患者使用备用电源。

3.突然停电后，立即转用维持或替代抢救患者设备运转的方法，保证抢救工作持续进行，开启应急灯等照明设备，并应及时通知电工或总值班。

4.加强巡视病房，安抚患者，同时注意防火、防盗。

三、应急保障措施

1.医院目前配备有两台发电机，可供给医院大楼照明系统及手术室、重症医学科、检验科、急诊科、医学影像科、氧气站等重点部门；每月一次对应急发电设备进行两次试发电，确保其正常运行，当突发停电事故时，做到15分钟内恢复供电。

2.医院已经备有双路供电设备，分为特供线和舍宅线，先使用特供线路供电，舍宅线为备用电源，当特供线路电源发生故障立刻切换为舍宅线供电，确保医院各部门正常用电。

3.日常做好发电机的保养、维护工作，保证发电机随时可投入使用。常备各种处理紧急故障的仪表、工具、仪器、灭火器具等。

4.相关人员要掌握供电知识和操作规范，注意操作安全。

5.临床科室常规备有电筒、应急灯等临时照明用品，定期检查，保持完好状态。

6. 后勤保障部要定期组织应急停电演练，每年不少于 1 次。通过演练，使大家熟练掌握突发停电的应急处置程序。

第十二章　医院感染风险管理与实践

医院感染是指住院患者在医院内获得的感染，包括在住院期间发生的感染和在医院内获得出院后发生的感染；但不包括入院前已开始或入院时已处于潜伏期的感染。医院工作人员在医院内获得的感染也属院内感染。无明显潜伏期的，一般指入院 48 小时后发生的感染。

风险管理对医院感染的预防与控制具有重要意义。为了有效预防与控制医院感染，医疗机构将风险管理运用到医院感染管理领域，实施针对性措施控制医院感染风险，确保安全。医院感染的风险管理主要是通过识别准确找出高风险人群、高风险科室、高风险环节并进行干预，有效指导医院感染控制资源的合理配置，提前做好防范，提升管理的效能。同时对风险进行监测并采取防控措施，在风险因素变化时及时调整，不断提升医院感染管理水平，保障患者安全。

高风险人群，如老年人、免疫力低下者及烧伤患者等，应是医院感染预防与控制工作的重点关注对象。针对高风险人群，医院应当制定专门的感染防控策略，以减少其感染风险。

高风险科室，如重症医学科、手术室、血液净化中心等，往往是医院感染的高发区域。这些科室应强化感染防控工作，保障医疗安全。

高风险环节，如医疗器械的清洗、消毒、灭菌等，必须严格执行相关规程，确保医疗器械的安全使用。

本章重点介绍对医院感染高风险科室的管理情况。

一、重症医学科医院感染风险管理

重症医学科的患者由于器官功能受损、免疫力低下以及长期使用抗菌药物和接受各种侵入性操作，面临着更高的感染风险。一旦感染发生，可能导致住院时间延长、医疗支出上升、医疗资源浪费，甚至患者死亡。医院采取了一系列措施来降低感染风险，包括但不限于：尽早识别感染风险、进行风险评估、实施风险控制、加强感染监测、培训和教育医护人员、完善感染控制制度以及患者教育等。通过这些措施，不仅能显著降低重症医学科患者的感染风险，减少不良后果，保障患者的安全，还有助于提高医疗质量和效率、优化医疗资源配置和减轻患者负担等。

（一）风险识别

重症医学科的医院感染风险主要包括人、机、料、法、环、测六个方面。每一个方面都可能是感染风险的来源，任何一个环节出现问题，都可能导致感染的发生。

1. 人包括医护人员和患者。医护人员的手卫生、诊疗操作的规范性、患者的免疫力等都是重点关注的潜在危害事件。

2. 医疗器械的交叉感染风险不容忽视。

3. 物料供应的质量和安全性也是感染风险管理的重要一环，包括药品、消毒剂等物品的采购、储存和使用。

4. 对医院感染相关法律法规、部门规章，制定等执行情况。

5. 环境因素包括病房的布局、空气质量、温度和湿度等。

6. 监测是感染风险管理的重要手段。健全的医院感染监测体系，对重症医学科的各种感染风险进行实时、动态的监测，可以及时发现并处理问题。

医院采用鱼骨图方式对重症医学科感染风险的六大因素进行风险识别，见图12-1。

（二）风险评估

制定重症医学科医院感染风险评估表，包括潜在危害事件24个，对重症医学科医院感染风险进行评估，见表12-1。

制定重症医学科感染潜在危害事件评估权重分值量化表，对重症医学科感染潜在危害事件权重分值进行量化评分，见表12-2。风险值是一种衡量风险大小的指标，数值越大，表示感染风险越高。根据风险值对风险因素进行排序，以确定感染风险的水平。在评估过程中，医院将风险值较高的潜在危害事件优先级提高，在感染防控工作中重点关注，有针对性地解决问题。

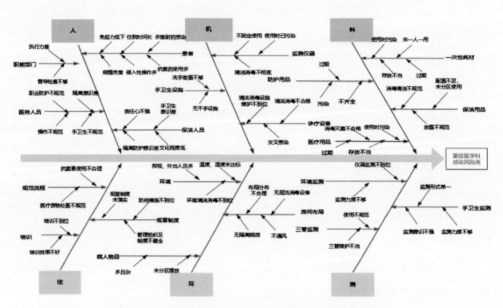

图12-1 重症医学科感染风险的六大因素风险识别

表12-1 重症医学科医院感染风险评估表

序号	潜在危害事件（举例）	发生的可能性（P）			×	后果的严重程度（S）			×	应对能力（D）			风险值 =P×S×D	风险等级
		高	中	低		高	中	低		高	中	低		
		3	2	1		3	2	1		1	2	3		
1	手卫生不规范													
2	无菌技术操作不规范													
3	诊疗物品交叉污染													
4	净化消毒设备维护管理不到位													
5	布局流程不符合规范													
6	通风、温度、湿度难以达到标准													
7	环境保洁与消毒													
8	隔离措施不到位													
9	使用呼吸机													
10	气管插管、气管切开													

序号	潜在危害事件（举例）	发生的可能性（P）			×	后果的严重程度（S）			×	应对能力（D）			风险值=P×S×D	风险等级
		高	中	低		高	中	低		高	中	低		
		3	2	1		3	2	1		1	2	3		
11	安置中心静脉导管													
12	安置导尿管													
13	病情重自身抵抗力低下													
14	耐药菌定植与感染													
15	无菌物品及器械污染													
16	侵入性操作													
17	设备设施配置不够													
18	出入、探视人员较多													
19	消毒效果监测力度不够													
20	抗菌药物使用不合理													
21	医疗垃圾处理不当													
22	褥疮													
23	深静脉血栓													
24	职业防护用品使用不规范													

表12-2 重症医学科感染潜在危害事件评估权重分值量化表

权重等级	发生的可能性（P）	后果的严重程度（S）	应对能力（D）	分值量化
高	预期会发生	极易引起医院感染暴发	未准备	3
中	可能会发生	可能引起医院感染暴发	准备情况一般	2
低	很少会发生或从未发生过	不易引起医院感染暴发	准备情况良好	1

注：≥18风险水平评定为高；9～17风险水平评定为中；<9风险水平评定为低。

（三）风险控制

根据重症医学科感染风险评估结果，针对风险等级高的潜在危害事件开展风险控制。

1. 人。

（1）工作人员：①做好职业防护，进入 ICU 更换专用工作服，外出时穿外出服；②护理多重耐药菌感染或定植患者时，宜分组进行，人员相对固定；③患有感染性疾病的医务人员，应避免直接接触患者；④对所有医务人员手卫生的正确性和依从性开展科室自查和院级考核监管，加强对手卫生行为的指导与管理，将手卫生纳入医疗质量考核，提高医务人员手卫生的依从性；⑤加强院感相关培训包括：手卫生规范、消毒隔离、无菌技术操作、职业防护与标准预防、多重耐药菌医院感染的预防与控制、呼吸机相关性肺炎的预防和控制、中央导管相关性血流感染的预防和控制、导尿管相关尿路感染的预防和控制、抗菌药物的合理应用，以及环境清洁与消毒方法、医疗垃圾的管理、消毒剂的规范使用等。

（2）患者及探视人员：①应将感染、疑似感染与非感染患者分区安置；②多重耐药菌、泛耐药菌感染或定植患者，宜单间隔离。如果隔离房间不足，可将同类耐药菌感染或定植患者集中安置，并设置醒目的标识，做到全科人员知晓；③严格限制病房内人员流动，特殊情况下，探视人员进入 ICU 须穿专用的探视服，人数限制在 1 人／床，禁止患有呼吸道感染性疾病的人员进行探访。放置方便取用的专用手消毒液，确保探视人员执行手卫生。

2. 机。

做好监测仪器、诊疗设备、呼吸机、附属品等设备的清洁消毒和维护。呼吸机外部管路及配件应一人一用一消毒或灭菌，长期使用者应按规定每周更换。

3. 料。

（1）多重耐药菌感染或定植患者直接接触的医疗器械、物品，如体温计、听诊器、血压计等应专人专用，或一用一消毒。

（2）一次性物品和器械禁止复用，规范处置。

（3）针对患者住院时长、细菌培养与药敏试验结果、感染部位及全身状况、近期重症医学科细菌耐药性与流行趋势等因素，合理选用抗菌药物。

4. 法。

制定并不断完善重症医学科医院感染管理相关规章制度，特别是抗菌药物管理制度、三管预防与控制措施、感染暴发报告与处理制度流程等，如《重症监护病房医院感染预防与控制规范》《医疗机构环境表面清洁与消毒管理规范》《重症医学科消毒隔离制度》《呼吸机清洁消毒制度》《重症医学科探视制度》等，要求全体医务人员在诊疗护理过程中严格执行相关制度和工作流程。

5. 环。

（1）布局：①设立医患双通道，以洁污分开为原则，医疗区域、医疗辅助用房区域、污物处理区域等相对独立；②床单元使用面积应不少于 $15m^2$，床间距应大于 1m；③应至少配备 1 个单间病室，使用面积应不少于 $18m^2$；④不应在室内摆放干花、鲜花或盆栽植物。

（2）清洁消毒：①病室环境清洁消毒频次每日≥2 次，出、回风口应每周清洁消毒 1~2 次；②多重耐药菌感染的患者隔离期间生活物品需清洁、消毒后方可带出。

（3）医疗废物管理：①特殊感染患者、传染病患者、多重耐药菌患者医疗废物处理时，使用双层包装袋盛装，采用鹅颈结式封口，分层封扎；②医疗废物存放时间及容量符合规定并按专门线路运出。

6. 测。

（1）对医务人员手和空气消毒效果进行监测，一旦怀疑医院感染暴发、重症医学科新建或改建，以及病室环境消毒方法变动，即时开展监测。汇总监测数据，分析医院感染发病趋势、相关风险因素以及防控工作存在的问题，从而采取积极预防与控制措施。

（2）监测工作人员手卫生依从率及正确率。

（3）每条支气管镜的使用、清洗消毒情况应进行登记。登记内容应当包括诊疗日期、患者标识、内镜编号、清洗消毒的起止时间以及操作人员姓名等。登记内容应具有可追溯性。

（4）消毒剂浓度监测记录的保存期应≥6 个月，其他监测资料的保存期应≥3 年。

（5）开展目标性监测，包括呼吸机相关肺炎（VAP）、血管导管相关血流感染（CLBSL）、导尿管相关尿路感染（CAUTI）、多重耐药菌监测。

（6）抗菌药物使用前送检率监测。

（7）对疑似感染患者，应及时采集相关标本，进行微生物检测和药敏试验。

（8）制定中心静脉导管、导尿管、呼吸机保留或撤管指征评估表，每天对患者进行监测和评估。评估表的内容包括床号、姓名、性别、年龄、住院号、诊断、转入和转出重症医学科日期、医院感染发生情况、危险因素以及转出去向等，见表12-3。

（9）制定重症医学科患者监测日志，内容包括新入院患者数量、当前在院患者数量、患者住院时长等，见表12-4。

表12-3　重症医学科中心静脉导管、导尿管、呼吸机保留或撤管指征评估表

患者姓名：　床号：　病历号：　主要诊断：　是否院内感染：　是否转出至科室：　转出日期：

插管日期	气管插管/呼吸机											中心静脉置管								导尿管								评估人
	气管切开　经鼻插管											锁骨下　颈内　股　头贵要　肘正中静脉								双腔气囊导尿管　普通导尿管								
	撤机前提								预测脱机	停用指征	评价结论	拔管指征					评价结论			拔管指征					评价结论			
	导致患者呼吸衰竭需要机械通气的病因好转或去除	循环稳定（心率≤140次/分）、不需要小剂量使用血管活性药物	酸碱及水电解质紊乱已稳定	有咳嗽排痰能力，有自主呼吸	血红蛋白≥80g/L	PaO$_2$≥60mmHg	PaO$_2$/FiO$_2$>200mmHg	VT>5mL/kg，RR<25~30次/min，PS<8cmH$_2$O	3min自主呼吸试验	3min自主呼吸通过后，继续自主呼吸30-120min	可以撤机	延缓撤机	留置导管的病因好转或临床医疗需要已去除	全身感染征象及难以解释的发热疑导管相关性感染	局部动静脉有感染征象及置管部位红肿化脓	导管和外周血培养阳性	动静脉血栓形成、导管阻塞	可以拔管	更换导管	继续留置	需要留置导尿管的病因好转或临床医疗需要已去除	尿路感染征兆	导尿管阻塞	气囊破裂	可自主排尿	可以拔管	更换尿管	继续留置	
插管天数																													
第2天																													
第3天																													

续表

第4天														
第5天														
第6天														
第7天														
第8天														
第9天														
第10天														

表12-4　重症医学科患者监测日志202X年XX月

日期	新入患者数	现有患者数	外带褥疮患者数	新PICC数	留置PICC患者数	约束患者	新留置胃管患者数	留置胃管患者数	新留置导尿患者数	留置导尿患者数	新中心静脉插管患者数	中心静脉插管患者数	新插管上机患者数	使用呼吸机患者数
1														
2														
3														
4														
5														
6														
7														
8														
9														
10														
11														
12														
13														
14														
15														

二、血液净化中心医院感染风险管理

（一）风险识别

通过人、机、物、法、环五个方面对血液净化中心感染风险进行了识别，见图12-2。

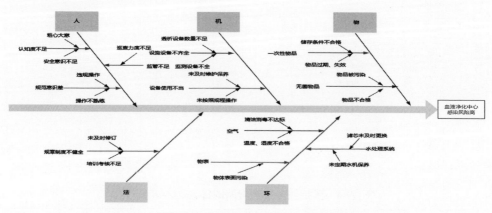

图12-2　血液净化中心感染风险的五大因素风险识别

（二）风险评估

制定血液净化中心医院感染风险评估表，包括18个潜在危害事件，对血液净化中心医院感染风险进行评估，见表12-5。

（三）风险控制

1.血液净化中心感染控制基本设施符合要求。

（1）透析室应满足《医院消毒卫生标准》（GB15982—2012）中Ⅲ类环境的要求，并确保环境宁静，光线充足。

（2）血液透析治疗区域内应配备供医务人员使用的卫生设备：包括水池、非接触式水龙头、消毒洗手液、速干手消毒剂、干手物品或设备。

（3）确保工作人员具备足够的个人防护设备：如手套、口罩、工作服等。

（4）一台透析机与一张透析床构成一个透析单元，透析室每个治疗单元不少于3.2m²，血液透析床之间的间距应满足医疗救治及医源性感染控制需求，不小于1.0m。每个透析单元应配备电源插座组及安全保护装置等。

（5）根据透析治疗区的规模和布局，设置1个或多个医护工作站，以便医护人员观察、记录和及时抢救患者。

表12-5 血液净化中心医院感染风险评估表

序号	潜在危害事件（举例）	发生的可能性（P）			×	后果的严重程度（S）			×	应对能力（D）			风险值 =P×S×D	风险等级
		高	中	低		高	中	低		高	中	低		
		3	2	1		3	2	1		1	2	3		
1	建筑布局流程不符合规范													
2	制度执行力不够													
3	人员配置不合理													
4	设备不符合国家规范要求													
5	普通透析患者的管理不符合规范													
6	急诊患者未能专机透析													
7	一人一机一消毒未严格执行													
8	消毒液浓度配置不正确													
9	血液净化系统各项检测监测不符合标准													
10	相关物品标识不清晰													
11	环境卫生学监测结果不达标													
12	透析用水、透析液及管路系统规范管理不到位													
13	每一台透析机建立使用和维修保养档案													
14	每个透析区未合理配置手卫生设施													
15	手卫生制度未落实													
16	医疗废物未正确处置													
17	防护用品配置不规范、使用不正确													
18	职业暴露未正确处置													

（6）配备治疗车、抢救车以及基本抢救设备。

（7）水处理布局合理，面积≥设备占地面积1.5倍，且有地漏、排水槽等防水设施，避免日光直射，应有良好的隔音和通风条件。

2.治疗前准备。

（1）对于第一次开始透析的患者或由其他中心转入的患者必须在治疗前进行乙肝、丙肝、梅毒及艾滋病感染的相关检查，保留原始记录，登记患者检查结果，确诊阳性患者转入专科医院治疗。

（2）告知患者血液透析可能带来血源性传染性疾病，要求患者遵守血液净化中心有关传染病控制的相关规定如消毒隔离、定期监测等，并签署透析治疗知情同意书。

3. 工作人员着装及个人保护装置穿戴。

（1）工作人员需经由专用通道进入血液净化中心，并在更衣室更换整洁干净的工作服。

（2）进入工作区域前，务必先进行洗手，并根据工作要求正确佩戴个人防护用品，如手套、口罩等。

（3）在处理医疗废弃物或医疗垃圾时，须佩戴手套，并在操作完成后立即洗手。

4. 工作人员手卫生。

血液净化中心配置了非接触式水龙头以及干手用品或设备，确保医务人员选用合适的手消毒剂。透析操作中医务人员应严格遵循手卫生规范。

5. 治疗物品转运。

在透析准备间中，护士根据治疗需求进行物品准备工作，确保所需治疗物品满足清洁或消毒标准，并将之放入治疗车后转运至透析区，治疗车在使用过程中，应固定放置在指定位置。

6. 透析消耗品使用要求。

（1）严格执行国家市场监督管理总局（SFDA）关于一次性使用物品的相关制度。

（2）透析器管路不能复用。

（3）一次性物品使用后应按医疗废物处理要求处理。

7. 空气和物体表面消毒。

（1）每日用空气消毒机对透析中心的准备间、配液间、干库房、湿库房以及水处理间进行每天不少于2次的动态空气消毒，同时确保及时记录相关情况。

（2）透析区应实施固定的动态空气消毒，每日早晚各进行空气消毒。

（3）每月对透析室的空气、物体表面以及机器表面进行病原微生物的培养检测，保存原始记录，并建立登记表。

8. 医疗污物及废物处理。

血液净化中心的医疗废弃物按照《医疗废物管理条例》及有关规定进行分类和处理。

废弃物收集设备能够全面收纳废弃透析管路，采用符合我国环保行业标准HJ421—2008的医疗废弃物包装袋，确保物品不超过包装袋的3/4封口线，紧密封闭，杜绝管路液体泄漏。医疗废弃物收集器内置黄色医用垃圾袋。

医疗废弃物需送至专用医疗废弃物储存场所进行封闭管理，每日进行运输和集中处理，透析中心内的储存时间不得超过24小时。

9. 感染控制监测。

（1）透析室环境监测：按规范对透析室空气、物体表面、设备表面以及医务人员的手进行病原微生物培养检测，同时保存原始记录，并建立相应的名录。

（2）透析患者传染病病原微生物监测。

10. 医务人员健康监测。

（1）设立工作人员健康档案，原则上每年进行一次健康体检，定期检测乙肝、丙肝、梅毒及艾滋病病毒标志物，并妥善管理保存体检资料；针对乙肝检测结果为阴性的人员，建议接种乙肝疫苗。

（2）工作人员遇针刺伤后，应轻柔地挤压伤口，尽量将受损部位的血液排出，随后用流动水进行清洗，最后采用消毒剂（如75%的乙醇）进行消毒并包扎伤口。

在此基础上，需填写"医务人员职业暴露登记表"，并提交至医院感染管理科备案。

11. 传染病报告。

发现新发的乙型肝炎、丙型肝炎或其他传染病应按照国家有关传染病报告制度报告。

12. 水处理系统及水质控制。

透析用水的质量严重影响患者的透析质量与长期预后，因此，血液净化中心必须对水处理系统及水质控制进行相应的保养、维修、消毒、更新、检测，并进行相应的记录，严格执行《血液净化标准操作规程（2021版）》关于透析用水处理设备及透析用水质量控制要求。

13. 职业防护。

血液净化中心医务人员在工作中存在被病毒感染的风险，如：意外被乙肝、丙肝、艾滋病等病毒感染者的血液、体液污染，或者是被污染的针头及其他锐器刺破皮肤，职业防护能够起到有效的保护作用。医务人员个人防护用品包括：①

口罩；②帽子；③护目镜、防护面罩；④手套；⑤隔离衣、防护服；⑥防护鞋；⑦锐器盒。

标准预防——职业安全防护重要措施见图 12-3。

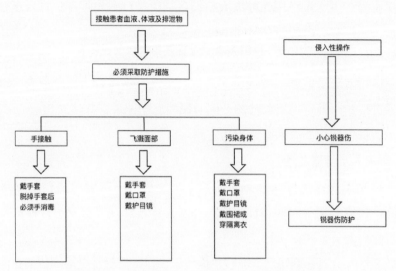

图12-3 标准预防——职业安全防护重要措施

三、发热／肠道门诊医院感染风险管理

（一）风险识别

1. 检查治疗风险。在肠道发热门诊，患者需做检查时，若辅检科室未进行规范的清洁消毒，可能导致患者间的交叉感染风险。

2. 手卫生。医务人员若不具有良好的手卫生意识和依从性，有造成交叉感染的风险。

3. 消毒隔离。若未按照消毒隔离制度对诊疗区域进行消毒，以及在接诊患者前未严格对诊室进行消毒处理，均可能导致感染风险。

4. 用物原则。若未执行一次性使用物品"一人一用一弃"的原则，以及可重复使用器械"一人一用一消毒或灭菌"的规定，有引发交叉感染的风险。

5. 医疗废物。在诊疗过程中产生的医疗废物，若未按照《医疗废物管理条例》及相关文件要求及时处理，未正确分类存放，以及存放时间和存放容量等不符合相关规定，可能带来环境污染及感染风险。

6. 职业防护。医务人员若未严格按照标准预防原则穿脱隔离衣、手套、帽子、防护口罩等，有造成职业暴露的风险。

（二）风险评估

制定肠道 / 发热门诊医院感染风险评估表，包括12个潜在危害事件。见表12-6。

表12-6　发热/肠道门诊医院感染风险评估表

序号	潜在危害事件（举例）	发生的可能性（P）			×	后果的严重程度（S）			×	应对能力（D）			风险值=P×S×D	风险级别
		高	中	低		高	中	低		高	中	低		
		3	2	1		3	2	1		1	2	3		
1	布局流程不合理													
2	诊疗设施、设备配备													
3	发热 / 肠道门诊相应规章制度未落实													
4	手卫生不规范													
5	一次性使用医疗用品管理不规范													
6	环境消毒不规范													
7	年龄（高龄 >75 岁）													
8	疾病（癌症、血液病、营养不良、免疫功能低下）													
9	未定期对环境卫生及使用中消毒剂进行监测													
10	消毒隔离落实不到位													
11	医疗废物管理不到位													
12	职业防护不到位													

（三）风险控制

1. 诊疗区域的清洁与消毒。为了提供一个安全、干净的诊疗环境，需要保持诊疗区域的整洁，并根据消毒隔离规定定期对区域进行消毒。在接诊患者之前，必须对诊室进行全面消毒，以确保患者在就诊过程中不会受到感染。

2. 职业防护。医务人员需要遵循标准预防原则，正确穿戴隔离衣、手套、帽子、防护口罩等防护用品。针对医务人员的职业防护，应根据标准预防原则制定具体措施，并为其提供符合国家标准的个人防护用品，如手套、口罩、面罩／护目镜、帽子、隔离衣等。预检分诊医务人员应采取一般防护措施，穿着工作服、戴工作帽和医用口罩，并在每次接触患者后立即执行手卫生。

3. 手卫生。加强医务人员手卫生意识，提高手卫生依从性，可以有效降低或避免交叉感染风险。

4. 用物原则。一次性使用物品应遵循"一人一用一弃"的原则，避免交叉感染。可重复使用的器械应实行"一人一用一消毒或灭菌"的规定，确保患者的安全。

5. 医疗废物管理。根据《医疗废物管理条例》及相关文件的要求，医院需要及时处理诊疗过程中产生的医疗废物，确保分类存放正确，存放时间和容量符合规定。这不仅可以保护环境，还可以防止病毒传播。

6. 严格执行发热／肠道门诊的工作制度和流程，遵循相应的工作规范与操作流程，定期进行抽查以确保熟练掌握。

7. 空气、物体表面及地面每日需进行两次消毒处理，发热／肠道门诊患者的排泄物、呕吐物、分泌物处理需符合相关规定。

8. 做好 3 种隔离措施：在标准预防的基础上，根据传播途径实施接触隔离、飞沫隔离、空气隔离。

四、手术室医院感染风险管理

（一）风险识别

手术室医院感染的潜在危害事件主要包括以下几方面的因素：①人员管理，包括医务人员的手卫生、手术人员的资质审核、手术人员的防护等。②制度建设和落实，包括手术室感染管理制度、消毒隔离制度、特殊手术消毒流程、培训制度等的建立、学习和执行。③无菌物品管理，包括一次性无菌物品、设备设施、外来器械等的严格把控。④医疗废物处置。⑤对手术室微生物学监测和清洗消毒效果的监测。⑥环境和布局的合理性、分区设置以及清洁与消毒工作。⑦医务人员无菌技术操作。

（二）风险评估

制定手术室医院感染风险评估表，包括 20 个潜在危害事件，见表 12-7。

表12-7　手术室医院感染风险评估表

序号	潜在危害事件（举例）	发生的可能性（P）			×	后果的严重程度（S）			×	应对能力（D）			风险值 =P×S×D	风险等级
		高	中	低		高	中	低		高	中	低		
		3	2	1		3	2	1		1	2	3		
1	布局流程不符合相关规范要求													
2	规章制度未落实													
3	突发院感事件													
4	净化空气设备未定期维护													
5	手术间温度、湿度不符合规范													
6	手术中物品准备不足													
7	术中患者保温不到位													
8	无菌技术操作不规范													
9	传染病或耐药患者术后终末消毒不到位													
10	消毒液浓度配制不正确													
11	复用物品未正确处置													
12	一次性物品的使用、管理不符合规范													
13	外来器械管理不规范													
14	洗手设施不完善													
15	术野皮肤准备不充分													
16	污染手术管理不符合规范													
17	手术室内医务人员数量超标													
18	未执行标准预防													
19	职业暴露未正确处置													
20	医疗废物管理不符合规范													

（三）风险控制

1. 手术室人员医院感染管理——人员管理。

（1）手术室内部严格执行区域划分，任何进入手术室内部的工作人员均需佩戴口罩。

223

（2）手术室工作人员在进入手术室时，务必严格遵守更衣规定，确保穿戴专用手术服、裤、鞋和帽子。

（3）所有手术室工作人员应熟练掌握并正确执行手卫生措施，以确保洗手与手消毒效果，并按相关规定接受定期监测。

（4）手术室衣物不可穿出室外。手术患者进入手术室时，应更换洁净的病号服。

（5）严格控制手术室内人员人数。所有进入手术室的见习和参观人员，须遵守手术室参观规定，并服从手术室工作人员的指导。在指定手术间进行参观学习。

2. 手术室医院感染管理——消毒隔离。

（1）手术室的医院感染管理要求。

依据卫医发〔2000〕431号文件，《医院感染管理规范（试行）》第五十七条关于"手术室的医院感染管理"的规定，应满足以下标准：

①布局合理，符合功能流程及洁污分开的人流、物流管理要求；各区域间具备实际隔离屏障，标识清晰。

②天花板、墙壁、地面无缝隙，表面光滑，便于清洁和消毒。

③手术室内应配备层流手术间、一般手术间、隔离手术间；隔离手术间应靠近手术室入口。每个手术间仅限设置一张手术台。

④麻醉用器具应定期清洁、消毒，接触患者的用品实行一用一消毒。

⑤严格执行一次性医疗用品的管理规定。

⑥洗手刷实行一用一灭菌。

⑦医务人员必须严格遵守消毒灭菌制度和无菌技术操作规程。

⑧严格执行卫生、消毒制度，保持湿式清洁。

⑨严格控制手术室内人员数量。

⑩隔离患者手术通知单上应注明感染情况，实行严格隔离管理。标本按隔离要求处理，手术间严格执行终末消毒。

⑪接送隔离患者的平车专车专用，严格执行终末消毒。

⑫手术废弃物品须置于黄色或有明显标识的塑料袋内，封闭运输，实行无害化处理。

（2）手术室消毒隔离管理措施。

①成立手术室感染管理小组，明确职责与工作目标。结合规范进行定期修

订，完善医院感染预防措施，制定质量评价标准与检查细则。设立专人负责感染监控、评价、资料储存及信息上报工作，并进行每月讲评。针对手术室感染工作的薄弱环节加强指导，持续提高质量。

②手术室工作人员须按规定着装，外出时更换外出服、外出鞋，严禁穿鞋套外出。

③实现洁污分流，各区域按规定进行清洁消毒处理。严格执行手卫生规范与标准预防，防止发生职业暴露。保持手术间正压通气、湿式清扫，限制人员数量与流动。连台手术间歇期间应进行清洁消毒，每日手术结束时做好终末消毒处理。

④设立专人负责手术物品管理，灭菌合格率达 100%。无菌物品分类放置，标签醒目，每日检查。熟练掌握各种消毒液浓度配制及使用方法，严格执行《无菌技术操作规范》，防止手术部位感染或医院感染发生。

⑤按规定对手术间空气进行细菌培养，合格率达 100%。

⑥麻醉机螺纹管、氧气面罩、吸引器等，一用一换一丢弃。认真落实卫生清洁制度，保持手术室清洁、整齐、有序。实施特殊感染手术时，严格按"特殊感染手术后处理要求"执行。严格执行医疗废弃物管理规定，分类收集、定位放置、正确处理。

3. 手术室医院感染管理——无菌物品管理。

手术室无菌物品的管理对患者术后康复具有至关重要的影响，与患者健康紧密相连，是手术成功的关键要素，同时亦是医院感染控制的重要监测指标。

（1）无菌物品的储存环境要求：

①存放架应便于清洁，不易生锈。

②有空气净化装置，照明光线充足。

③橱架应距地面 20 ~ 25cm，离墙 5 ~ 10cm，距天花板 50cm。

（2）入库出库管理：对领入的一次性无菌物品要严格检查物品包装、产品质量、消毒灭菌情况。发放出库与使用前必须查看物品的检验合格证、灭菌日期、失效期、小包装有无破损、产品有无不洁净等现象。

（3）高值耗材管理：专柜加锁保管，日查基数，月查基数，月查有效期。按有效期顺序摆放，使用时要登记。

（4）无菌物品使用管理：

①无菌包应保持干燥，包装整洁不易松散，密封性好，无破洞，灭菌日期及有效期标志清楚，便于目测清点。按照有效期顺序依次摆放使用。

②每次打开包装之前，必须再次确认灭菌方法和灭菌有效期，查看包装有无破损、潮湿。

③无菌间应有专人负责管理，接触无菌物品前应进行手卫生，使用和开启无菌物品时，应严格执行无菌操作技术。

④已打开未用完的无菌包，应无菌操作包好，可保留 24 小时。

⑤使用后的一次性无菌物品，应严格按照《医疗废物管理条例》的规定进行统一的无害化处理和毁形，不得随意丢弃，严防回流市场。

⑥一次性无菌物品不得重复使用。

⑦定期对库存一次性无菌物品进行整理，并对仓库货架进行分类编号，确保物品摆放整齐、安全，定期对仓库进行清洁消毒。

4. 手术室医院感染管理——术中无菌管理。

（1）手术台面以下视为有菌，手术人员的手、器械、物品不可放到该平面以下，否则视为被污染。

（2）开无菌包内层包布应用无菌钳打开。

（3）手术器械应从手术人员的胸前传递，不可从术者身后或头部传递。

（4）术中因故暂停时，应用无菌单将切口及手术区遮盖，防止污染。

（5）无菌物品一经取出，即使未使用，也不能放回无菌容器内，必须重新灭菌后才能再次使用；无菌包打开后虽未被污染，超过 24 小时，也不可使用。

（6）保持无菌巾干燥，取用无菌溶液时防止液体外溅，无菌巾一旦浸湿，应立即更换或加层。

（7）手术人员更换位置时，如两人邻近，先由一人双手放于胸前，与交换者采用背靠背形式交换，如非邻近，则由双方先面向手术台退出，然后交换。

（8）术中尽量减少开关门的次数。限制进入手术间非手术人员人数，减少手术间人员走动，参观者距离手术人员 30cm 以上。

（9）口罩潮湿后及时更换，手术人员咳嗽、打喷嚏时，应将头转离无菌区。巡回护士应及时擦拭手术者的汗液，避免滴落在手术台上。

（10）外科手消毒应遵循先洗手、后消毒原则，不同患者手术之间、手套破损或被污染时应重新进行外科手消毒，未经消毒的手不要跨越无菌区。

通过以上措施，医院可以更有效地降低手术室的感染风险，为患者提供一个安全、可靠的手术环境。

五、产房医院感染风险管理

（一）风险识别

针对产房清洁消毒、隔离措施、消毒隔离流程等方面，对产房医院感染风险进行识别。

（二）风险评估

1. 在分娩过程中，医疗操作如阴道检查、会阴切开等容易导致组织创伤和增加出血，顺产过程中周围环境存在的致病菌也容易侵犯产妇，造成产妇医院感染。

2. 分娩时间越长，产妇伤口暴露在空气中的时间越长，同时产妇在整个分娩过程中身体处于较为虚弱的状态，因此更易受到外界病菌的入侵发生医院感染。

3. 产妇年龄越大，其自身的抵抗病菌的能力则会大幅度下降，容易发生感染。

4. 体重超标的产妇多由于其皮下脂肪层厚，血液供应少，给手术切口的愈合带来一定的难度，因此容易发生分娩后感染。

5. 孕妇自身的身体状况，如妊娠晚期生殖道的生理防御功能被破坏、妊娠期贫血和产前焦虑等，也会降低免疫力，增加医院感染的风险。

6. 高龄、产前检查次数多及合并糖尿病等孕产妇，也较易发生医院感染。

（三）风险控制

1. 在检查或分娩过程中涉及侵入性医疗措施时，相关人员必须严格遵守无菌操作规程，并确保熟悉整个操作流程，尽量缩短操作时间，减少感染的风险。

2. 加大在分娩过程中使用的相关物品的消毒力度，以确保这些物品在使用前已经过充分的消毒处理，从而降低因物品消毒问题引发的医院感染风险。

3. 在分娩前、分娩中以及分娩后，护理人员应密切监测糖尿病孕产妇的血糖水平，并尽量在血糖处于可控范围内进行分娩，以降低因高血糖引发的感染风险。

4. 产科应定期开展感染预防与控制知识培训，提高医院感染的防护意识，并进行医院感染知识培训考核，确保所有产房护理人员都具备足够的防护知识和技能。

5. 严格落实相关规章制度。按规定对产房护理人员的操作进行严格监管，避免任何不安全性操作，培养助产人员形成规范的操作习惯，强化预防和控制产房产妇感染的标准化概念，避免产房感染的发生。

6. 对于患有乙型肝炎、HIV 等传染性疾病的孕产妇，采取隔离措施。严格遵守隔离技术操作规范和隔离护理规范进行特殊处理。分娩结束后，对全部物品与房间进行消毒隔离，避免交叉感染的发生。

7. 认真执行产妇和新生儿的消毒隔离规范，每日进行严格的卫生清洁消毒工作，尽量避免人员频繁进出，减少细菌侵入的机会，最大限度减少产房产妇感染或新生儿感染的发生。

六、烧伤科医院感染风险管理

烧伤科医院感染的传播方式主要包括直接和间接接触传播。若未能持续规范化地进行手卫生和环境清洁消毒等，烧伤患者便可能成为向外界环境中传播微生物的主要源头，从而造成环境中微生物数量增加。一般情况下，烧伤创面越大，患者向环境中传播的微生物数量就越多。这些携带有微生物的患者被视为主要的传染源。在诸多病原菌中，耐药谱广、繁殖能力和侵袭力极强的菌株尤为突出。

大面积烧伤患者在进行整理床单、换药活动后，空气中的细菌菌落数会显著上升。烧伤患者是主要的易感人群，他们获得病原菌的主要途径为内源性感染和外源性感染。

由于皮肤作为人体的天然屏障在烧伤后遭受破坏，院内感染成为烧伤科中极为常见的并发症。同时，坏死的皮肤组织为微生物的生长和繁殖提供了理想的"培养基"，使得烧伤创面极易遭受感染。这些感染不仅会延长疾病的康复时间、增加患者的痛苦和经济负担，也引起了医学界的广泛关注。

为了预防和控制烧伤科的院内感染，应当采取一系列措施，包括实施严格的无菌操作、定期更换敷料、使用抗菌药物、加强病区环境卫生管理、提高医护人员的手卫生依从性和无菌观念等。

（一）风险识别

烧伤科患者常常面临感染的风险，而这种感染可能与多种因素有关。通过对患者及感染特点的深入了解，烧伤科院内感染潜在的危害事件主要包括：合并基础疾病、吸入性损伤、烧伤面积、急诊手术、手术时间、手术切口类型、侵入性操作、抗菌药物使用情况、低蛋白血症、术区残留瘢痕、残余创面以及住院时间等。

（二）风险评估

1. 合并基础疾病。若患者同时患有高血压、糖尿病、心脑血管疾病等基础疾病，容易发生医院内感染。

2. 低蛋白血症。烧伤患者极易出现低蛋白血症，此时机体免疫力下降，极易增加医院内感染的风险。

3. 烧伤面积。烧伤面积越大，医院感染的风险也越大。这种情况可能是由于皮肤防御屏障严重受损，免疫力显著下降，以及创面渗出液增多等，都为病原体提供了有利的定植条件。此外，大面积烧伤患者往往需要进行大面积的清创术、整形术等，手术及住院时间较长，从而增加了与病原菌接触的机会，进一步提升了医院感染的风险。

4. 侵入性操作。除了手术之外，烧伤患者还需要接受各种侵入性检查、使用有创呼吸机、气管插管、留置导尿管等操作。由于烧伤患者的免疫力相对较弱，这些侵入性操作可能会成为病原菌入侵的途径。因此，需要特别注意减少这些操作所带来的风险和并发症，确保患者安全。

5. 使用多种抗菌药物。多种广谱抗菌药物的联合使用，可能会促使病原菌的耐药性增强，从而降低临床治疗效果，并增加医院感染的发生概率。

6. 残余创面。残余创面越多，发生医院内感染的概率越大。

（三）风险控制

1. 对患者的病情状况进行全面评估，了解其基础疾病和治疗情况。针对患者的具体情况，进行基础疾病的治疗，如控制血糖、血压、血脂、尿酸等水平，以改善患者的身体健康状况，提高机体免疫力。对于有低蛋白血症的患者，输注人血白蛋白是一种有效的措施，可以迅速提高患者的免疫力和体力。

2. 消除残余创面和瘢痕。在手术前，医护人员应对患者的病情进行全面评估，充分准备手术所需的设备和材料。对于有残余创面和愈合时间不足半年的患者，应将手术延期进行，确保创面完全愈合，降低感染的风险。在手术过程中，医护人员应彻底清除残余创面和凹凸褶皱瘢痕，减少病原菌的滋生和传播。

3. 合理使用抗菌药物。应严格掌握抗菌药物的适应指征，根据患者的病情和感染病菌种类选择合适的药物，禁止滥用抗菌药物，避免联合使用广谱抗菌药物产生耐药菌株。

4. 严格执行无菌操作。医护人员应严格掌握侵入性操作的适应证，尽量避免一些不必要的侵入性操作。对于需要实施的侵入性操作，应严格执行无菌操作制度，避免病原菌的传播和感染的发生。

5. 加强营养支持，提高患者体质和机体免疫力。烧伤患者应给予足够的热量和营养物质供应，如维生素、蛋白质、矿物质等，提高患者的体质和机体免疫力，预防术后感染和其他并发症的发生。

6. 加强烧伤病房的环境管理。定时通风是一种有效且简便的方法，可以显著减少空气中的致病微生物。此外，紫外线照射消毒、使用空气消毒机并定期进行空气培养监测，以确保环境卫生安全。

7. 严格执行手卫生。大多数致病菌是通过手的直接接触传播的，仅仅进行普通的洗手无法彻底清除和降低手上暂存菌的密度，无法达到预防交叉感染的要求。因此，必须采取正确的手卫生程序。医务人员在为患者进行各项操作前后，必须严格遵守手卫生规定，以确保患者安全并有效防止交叉感染的发生。

综上所述，通过对医院感染的重点科室通过风险识别、风险评估和风险控制等风险管理，可以及时发现潜在的危害事件，有针对性地制定预防和控制措施，最终达到降低医疗风险的目的。

第十三章　医疗风险管理文化

第一节　医疗风险管理文化概述

一、医疗风险管理文化的定义

医疗风险文化是指医疗机构及其员工对待医疗风险的态度、信念和行为方式。医疗风险管理文化则是医疗机构通过建立风险文化、提高医疗质量和安全水平、减少医疗事故和纠纷的一种理念。这种管理文化强调所有员工的参与和协作，要求大家共同遵守风险管理的理念、制度、流程和行为规范。它反映了组织内部对风险的识别、评估、控制和持续改进的共识，是医疗质量和安全的基石。

二、医疗风险管理文化的重要性和应对策略

（一）医疗风险管理文化的重要性

1. 提高医疗质量和安全。通过倡导风险意识，医疗风险管理文化有助于医疗机构及其员工更加关注医疗过程中的风险点，及时发现和纠正问题，从而确保患者安全和医疗质量。建立积极的医疗风险管理文化，医疗机构能够更好地预防和应对风险，减少医疗差错和事故，从而确保患者的安全和权益。

2. 增强员工风险意识。良好的医疗风险文化能够使员工更加深入地了解风险，明确自己的责任和角色，从而在实际工作中更好地防范和应对风险。良好的医疗风险管理文化也能够使员工更加认同组织的目标和价值观，增强责任感和归

属感，从而更加积极地参与医疗质量和安全的工作。

3. 促进团队合作和沟通。医疗风险管理文化强调团队之间的合作、沟通和协调，有助于提高整个组织的凝聚力和执行力。有助于打破部门壁垒，加强信息交流，提高整个组织的执行力和应对能力。

4. 降低医疗事故和纠纷。通过加强医疗风险管理和防范，可以减少医疗事故和纠纷的发生，降低医疗机构面临的法律和经济风险。降低因医疗事故引发的法律纠纷和经济损失，维护组织的声誉和利益。

5. 提升患者满意度。良好的医疗风险文化有助于提高患者对医疗服务的信任度和满意度，增强医疗机构的市场竞争力和品牌形象。在积极的医疗风险管理文化影响下，医疗机构能够提供更加安全、高效的医疗服务，从而提高患者满意度和忠诚度。

6. 推动医疗行业的持续改进。医疗风险管理文化可以促进整个行业的交流和学习，推动医疗技术和管理的创新和发展，提升整个行业的水平和形象。

（二）医疗风险管理文化应对策略

1. 加强医疗风险管理。医疗机构应建立健全的医疗风险管理制度和流程，加强对风险的评估、监测和控制。同时，应定期开展医疗质量与安全检查，及时发现和整改风险问题，确保医疗服务的安全性和可靠性。

2. 提高医务人员的风险意识和技术水平。医务人员是医疗服务的主要提供者，其风险意识和技术水平直接关系到医疗服务的质量和安全。因此，医疗机构应加强对医务人员的培训和教育，提高其风险意识和应对能力。同时，应加强对新技术和新方法的评估和审核，确保其安全性和有效性。

3. 加强医患沟通与患者宣教。由于医患之间存在信息不对称的现象，导致患者对医疗风险的认知和理解有限。医患之间的有效沟通是降低医疗风险的重要手段之一，医疗机构应提高医务人员的沟通技巧和表达能力。同时，应加强对患者的宣教，使患者能够更好地理解和配合医疗服务。

第二节　医疗风险管理文化的核心价值

医疗风险管理文化是应对医疗风险的有效手段，对医疗机构的运行和医疗质量的提升起着至关重要的作用。医疗风险管理文化的核心价值在于提高医疗质量和安全，降低医疗风险，保障医患双方的权益和安全。

医疗风险管理文化的核心价值主要体现在以下几个方面：

一、患者安全至上

医疗机构应当始终将患者的安全和健康放在首位，确保医疗服务的安全和质量。通过加强医疗风险管理文化建设，医务人员能够提高医疗风险防范意识，减少医疗差错和事故的发生，提高患者的满意度和信任度。同时，医疗机构应关注患者的隐私保护，防止患者信息的泄露和滥用。

二、责任意识

医疗风险管理文化强调员工的责任意识，要求员工在医疗服务过程中认真履行职责，对自己的工作负责。员工应具备高度的责任心和敬业精神，严格遵守医疗规范和操作规程，确保医疗服务的安全和质量。同时，医疗机构应建立完善的责任追究机制，对医疗差错和医疗事故进行严肃处理，维护医疗秩序和患者的权益。

三、团队合作与沟通

医疗风险管理文化注重团队合作与沟通，要求不同部门、不同专业之间的员工紧密协作，共同应对医疗风险。团队成员应积极分享信息和经验，及时发现和解决风险问题，提高整个组织的应对能力和效率。同时，良好的沟通机制有助于消除部门间的壁垒，加强员工之间的信任和合作，形成共同应对风险的良好氛围。

四、持续改进与创新

医疗风险管理文化鼓励持续改进和创新，以应对不断变化的医疗环境和风险挑战。医疗机构应不断优化医疗流程和管理制度，提高医疗服务的质量和效率。同时，医疗机构应关注新兴的医疗技术和发展趋势，积极引进先进的理念和技术手段，推动医疗行业的创新和发展。

五、依法依规管理

医疗风险管理文化要求医疗机构及其员工严格遵守相关法律法规和规章制度，确保医疗服务的合法性和规范性。医疗机构应建立健全的内部管理制度和操作规程，加强对员工的法律法规培训和教育。同时，医疗机构应积极配合监管部门的监督检查工作，主动查找问题并及时整改，以保障患者的权益和安全。

六、预防为主的风险管理理念

医疗风险管理文化的核心价值还包括预防为主的风险管理理念。医疗机构应建立健全的风险评估和预防机制，通过科学的方法和流程来识别、评估和预防风险。通过预防为主的风险管理理念，医疗机构能够降低医疗差错和事故的发生率，提高医疗服务的安全性和可靠性。

为了实现上述核心价值，医疗机构需要积极发展医疗风险管理文化，提高员工对风险的认知和应对能力；建立完善的风险管理制度和流程，加强对风险的评估和监控；建立激励机制和评价机制，鼓励员工积极参与风险管理和改进工作；加强与其他医疗机构的交流和学习，借鉴先进的理念和实践经验，共同提升整个行业的风险管理水平。

第三节 文化与医疗风险的关系

医疗风险是一个复杂且多元的现象，其产生和演变受到多种因素的影响。其中，文化因素在医疗风险的形成、扩散和管理中扮演着重要角色。

一、文化因素对医疗风险的影响

1. 文化价值观是影响人们对医疗风险认知和评价的重要因素。不同文化背景下的价值观差异可能导致人们对医疗风险的认知和态度存在差异。例如，某些文化可能更注重个人主义，强调个人的自主权和选择权，而在另一些文化中，集体主义可能更为重要，人们更倾向于依赖医生和专家的意见。

2. 文化传统是指一个民族或地区在长期历史发展过程中形成的习俗、信仰、仪式等。这些传统可能影响人们对疾病的看法、治疗方式的选择以及对医疗风险的接受程度。例如，某些文化传统中可能存在一些偏方、秘方等非正规治疗方式，这些方式可能存在一定的风险，但因为其历史悠久、文化认同度高而被人们接受。

3. 文化沟通是指在跨文化背景下，不同文化对语言、符号、礼节等方面的理解和表达方式可能存在差异。这种差异可能导致医患之间的沟通障碍，影响患者对医疗风险的认知和理解。例如，某些文化背景下的人们可能更倾向于委婉表达，而另一些文化中的人们可能更为直率，这种沟通风格的差异可能导致信息传递的误解或遗漏。

二、应对策略与建议

1. 跨文化培训与教育。医疗机构应加强对医务人员的跨文化培训和教育，提高其对不同文化背景下患者需求和期望的理解。通过了解不同文化的价值观、传统和沟通方式，医务人员可以更好地与患者沟通，降低因文化差异导致的医疗风险。

2. 建立多元文化支持体系。医疗机构应建立多元文化的支持体系，尊重和包容不同文化背景下的患者需求。例如，医疗机构可以提供多种语言的服务、尊重患者的宗教信仰和习俗、提供适合不同年龄段和身体条件患者的医疗服务。

3. 加强医疗诚信体系建设。医疗诚信体系是降低医疗风险的重要保障。医疗机构应建立健全的诚信管理制度，加强对医务人员的职业道德教育，确保其行为符合伦理和法律规定。同时，应加强对患者的权益保护，尊重其知情权和自主权，避免因不诚信行为导致的医疗风险。

4.开展国际合作与交流。医疗机构应积极开展国际合作与交流，借鉴国际先进的风险管理经验和做法。通过与国际同行分享经验、共同研究和探索，医疗机构可以不断提升自身的管理水平和应对能力，为患者提供更加安全、高效的医疗服务。

文化因素在医疗风险的形成和管理中发挥着重要作用。医疗机构应充分认识到文化因素的重要性，加强跨文化培训、建立多元文化支持体系、加强医疗诚信体系建设并开展国际合作与交流。通过这些措施的实施，医疗机构可以更好地应对文化差异带来的挑战，降低医疗风险，提高医疗服务的质量和安全。

第四节　以"人"为核心的医疗风险管理文化

以"人"为核心的医疗风险管理文化，强调人的情感、价值观和需求在医疗风险管理中的重要性。它认为医务人员和患者是医疗服务的核心，只有充分关注他们的需求、感受和利益，才能真正降低医疗风险、提高医疗服务质量。

以"人"为核心的医疗风险管理文化的实践方法主要包括：

一、关注医务人员的情感需求

医务人员是医疗服务的主体，他们面临着巨大的工作压力和精神负担。因此，医疗机构应关注医务人员的情感需求，提供必要的心理支持和辅导。通过定期开展心理健康讲座、设立心理咨询热线等方式，帮助医务人员释放压力、舒缓情绪，使他们能够更好地应对工作中的挑战。

二、强化医务人员的职业素养教育

医务人员的职业素养是降低医疗风险的关键。医疗机构应加强对医务人员的职业素养教育，包括医德医风、责任意识、诚信品质等方面的培养。通过案例分析、角色扮演等方式，引导医务人员深入理解职业素养的内涵和价值，提高他们的职业认同感和责任感。

三、建立良好的医患沟通机制

医患沟通是降低医疗风险的重要环节。医疗机构应建立良好的医患沟通机制，加强与患者的互动与交流。通过开展医患沟通培训、建立多渠道的沟通平台、制定沟通规范等方式，提高医务人员的沟通技巧和患者满意度，减少因沟通不畅导致的医疗纠纷和风险。

四、激发医务人员的创新精神

创新是降低医疗风险的重要途径。医疗机构应激发医务人员的创新精神，鼓励他们探索新的诊疗技术和风险管理方法。通过设立创新奖励、支持临床研究等方式，为医务人员提供

创新的空间和机会，使他们能够为降低医疗风险贡献智慧和力量。以"人"为核心的医疗风险管理文化是一种关注医务人员和患者需求、提升医疗风险应对能力的理念和方法。通过关注医务人员的情感需求、强化职业素养教育、建立良好医患沟通机制以及激发创新精神等方面的工作，医疗机构可以更好地应对医疗风险的挑战，提高医疗服务的质量和安全。这种管理文化方式将使医疗机构更加人性化、富有活力和创造力，为患者提供更加优质、高效的医疗服务。

第五节　医疗风险管理文化的形成机制

一、社会文化对医疗风险的影响及管理对策

（一）传统观念与医疗风险

传统观念中，患者常常认为医疗过程是万无一失的，而医生则是神圣不可侵犯的。这种观念可能导致患者在接受医疗服务时缺乏必要的风险意识，从而增加了医疗风险的发生率。同时，部分医务人员也可能受到传统观念的影响，过度自

信或疏忽大意，从而增加了医疗差错的可能性。

（二）医疗诚信与医疗风险

医疗诚信是医疗机构和医务人员遵循伦理规范和法律法规，维护患者知情同意权、隐私权等权益的过程。在实践中，由于各种原因，医疗诚信缺失的现象时有发生，如过度治疗、误导宣传等，这些行为不仅损害了患者的利益，也增加了医疗风险的发生率。

（三）管理对策与建议

1. 强化患者宣教和沟通。医疗机构应加强患者宣教，提高患者的医疗风险意识和自我保护能力。同时，医疗机构和医务人员还应加强与患者的沟通，充分告知病情、治疗方案及可能存在的风险，尊重患者的知情同意权。

2. 强化医务人员的职业素养和责任意识。医务人员是医疗风险的防控主体，医疗机构应加强医务人员的职业素养和责任意识培养，提高其专业能力和应对风险的能力。同时，医疗机构还应建立完善的奖惩机制，鼓励医务人员积极防控医疗风险。

3. 加强医疗诚信体系建设。医疗机构和医务人员应遵循医疗诚信原则，树立良好的医德医风，维护患者的合法权益。同时，政府和行业协会也应加强监管和自律机制建设，完善相关法律法规和伦理规范。

4. 建立有效的信息披露和舆论引导机制。医疗机构应及时披露医疗信息，回应社会关切，避免信息不对称引发的误解和质疑。政府和行业协会也应加强舆论引导，树立医疗行业的良好形象，提高公众对医疗行业的信任度。

二、医务人员的风险意识与行为

医务人员的风险意识是指医务人员对医疗风险的认识和警觉程度。

医务人员的风险意识与行为对于保障患者的安全和权益至关重要。医务人员应具备高度的风险意识，时刻关注患者的病情变化，及时发现潜在的风险因素，采取有效的干预措施。然而，在实际工作中，部分医务人员的风险意识还比较薄弱，有待提高。因此，医疗机构应加强医务人员的风险意识培训和引导，提高医务人员对医疗风险的警觉性和应对能力。

医务人员的风险行为是指在医疗实践中存在的可能导致医疗差错、医疗事故等不良事件的行为。这些行为不仅可能导致患者受到不必要的伤害，还可能引发医疗纠纷和法律责任。

针对医务人员的风险行为，医疗机构应建立完善的规章制度和操作流程，规范医务人员的行为。同时，加强监督和考核机制，对存在风险行为的医务人员进行及时纠正和处罚。医疗机构应定期开展各类活动，提高医务人员的风险意识和应对能力。同时，加强法律法规、诊疗规范等方面的培训，确保医务人员严格遵守相关规定。医疗机构应建立健全的医疗风险管理制度和操作流程，规范医务人员的行为。同时，加强制度执行情况的监督和考核，确保各项制度得到有效执行。管理对策：

（一）加强沟通协作

医护人员之间的沟通协作对于降低医疗风险至关重要。医疗机构应加强医护人员之间的沟通培训和团队协作训练，提高其沟通能力与合作意识。

（二）建立激励机制

医疗机构应建立有效的激励机制，鼓励医护人员积极防控医疗风险。对于在风险防控方面表现优秀的医护人员，应给予适当的奖励和表彰。

（三）强化患者参与

加强患者教育和沟通，提高患者的风险意识和参与度。通过患者的积极参与，可以减少医疗差错的发生率，降低医疗风险。

三、患者及家属的风险认知与参与

在医疗过程中，患者及家属的风险认知与参与对于医疗风险的防控具有重要意义。风险认知是指个体对风险的感知和认识程度。在医疗领域，患者及家属的风险认知可能受到多种因素的影响，如文化背景、教育程度、医疗经验等。不同的风险认知可能导致患者及家属对医疗风险的应对方式和态度存在差异。一些患者和家属可能对医疗风险缺乏足够的了解，对治疗效果有过高的期望，导致在面对不良医疗后果时难以接受，甚至产生纠纷和冲突。因此，医疗机构和医务人员应加强患者及家属的风险认知教育，提高其对医疗风险的认知和应对能力。患者及家属的参与对于医疗风险的防控具有积极作用。他们可以提供患者的病史、过敏史等重要信息，帮助医务人员更好地了解患者的病情。同时，患者及家属的监督和反馈也有助于及时发现和纠正医疗过程中的问题，降低医疗风险的发生率。然而，在实际工作中，患者及家属的参与程度可能受到多种因素的影响。例如，一些患者可能因为语言障碍、文化差异等原因难以与医务人员进行有效沟通。此外，一些家属可能因为工作、生活等原因无法充分关注患者的治疗过程。为了提高患者及家属的参与度，医疗机构和医务人员应采取以下措施：

（一）加强沟通培训

医疗机构应加强医务人员的沟通技巧培训，提高其与患者及家属的沟通能力。同时，医务人员还应了解不同文化背景和语言习惯，以便更好地与患者及家属进行交流。

（二）提供多元化的沟通方式

医疗机构应提供多元化的沟通方式，满足不同患者的需求。例如，提供翻译服务、多语种资料等，以便患者及家属更好地理解医疗信息。

（三）鼓励患者及家属提出意见和建议

医疗机构应建立有效的反馈机制，鼓励患者及家属提出对医疗服务的意见和建议。这有助于及时发现和改进医疗过程中的问题，降低医疗风险的发生率。

（四）加强健康教育

医疗机构应加强患者及家属的健康教育，提高其对常见疾病的认知和自我管理能力。这有助于减少患者在日常生活中面临的医疗风险。

（五）建立良好的医患关系

医务人员应树立良好的服务意识和沟通理念，尊重患者及家属的权益和需求。通过建立互信、和谐的医患关系，降低医疗风险的发生率。患者及家属的风险认知与参与对于医疗风险的防控具有重要意义。医疗机构和医务人员应加强患者及家属的风险认知教育，提高其应对能力；同时采取有效措施鼓励患者及家属的参与，降低医疗风险的发生率。通过患者及家属的积极参与和配合，可以共同维护医疗安全和质量。

四、媒体与公众舆论对医疗风险管理文化的影响

随着社会的进步和信息传播的迅速发展，媒体和公众舆论对医疗风险管理文化的塑造和影响越来越大。媒体作为信息传播的媒介，在医疗风险管理文化的形

成中起着关键作用。通过新闻报道、社交媒体等渠道，帮助公众了解医疗行业的状况。公众舆论对医疗风险管理文化的形成起着重要的监督作用。媒体和公众舆论在传播信息的同时，也传递着一定的价值观。例如，强调患者权益、呼吁透明化医疗过程等价值观，有助于形成积极的医疗风险管理文化。

1. 提高公众风险意识：媒体对医疗风险的报道有助于提高公众的风险意识，使人们更加关注自身健康和医疗安全。

2. 促进医疗质量改进：舆论监督和媒体曝光可以促使医疗机构和医务人员更加重视医疗质量的提升，减少风险的发生。

3. 推动行业透明化：媒体和公众舆论有助于增加医疗行业的透明度，使公众了解医疗服务的真实情况。

第六节　医疗风险管理文化的形成与实践

一、建立风险管理意识与文化氛围

医疗风险管理意识与文化氛围是医疗机构保障患者安全、提高医疗质量的重要基础。本文将探讨如何建立医疗风险管理意识与文化氛围，以提升医疗机构的风险防范能力。

（一）建立医疗风险管理意识

1. 风险意识形成：医疗机构应定期围绕医学风险意识开展主题活动，使医务人员深入了解医疗风险的种类、预防和处理方法，提高其风险意识和应对能力。

2. 风险意识宣传：医疗机构可以通过内部宣传、培训材料、海报等形式，积极宣传医疗风险管理的重要性，使医务人员在日常工作中不断强化风险意识。案例分享：医疗机构可以组织案例分享会，让医务人员分享自己在工作中遇到的风险事件及处理经验，提高大家对风险的认知和防范意识。

（二）营造医疗风险管理文化氛围

1. 领导重视：医疗机构领导应率先垂范，高度重视医疗风险管理，为医务人员树立榜样，促进全员参与风险管理。

2.团队合作:医疗机构应鼓励医务人员之间的团队合作，共同应对医疗风险，形成风险共担、团结协作的工作氛围。

3.沟通交流：医疗机构应加强医务人员之间的沟通交流，及时发现和解决风险问题，确保信息畅通，提高整体风险防范能力。

4.激励机制：医疗机构应建立有效的激励机制，表彰在医疗风险防范中作出突出贡献的医务人员，激发大家参与风险管理的积极性。

5.文化活动：医疗机构可以通过举办文化活动，如风险知识竞赛、风险管理主题征文等，丰富医务人员的风险管理知识，增强其对风险管理文化的认同感。

（三）实践应用

1.完善制度建设：医疗机构应建立健全的医疗风险管理制度，明确各级人员的职责和操作规范，确保风险管理有章可循。

2.风险评估与监控：医疗机构应定期进行医疗风险评估，及时发现和识别潜在风险，并采取有效措施进行控制和监控，防止风险事件的发生。

3.持续改进:医疗机构应不断总结经验教训，针对存在的问题进行持续改进，完善医疗风险管理体系，提高风险管理水平。

4.跨部门合作：医疗机构应加强与其他相关部门的合作，如护理、药剂、后勤等，共同参与到医疗风险管理中来，形成全院共同防范风险的良好局面。

5.患者参与：医疗机构应鼓励患者及其家属参与到医疗风险管理中来，加强沟通与教育，提高患者的风险认知和应对能力。建立医疗风险管理意识与文化氛围是医疗机构提高医疗质量、保障患者安全的重要途径。通过培训与教育、领导重视、团队合作、沟通交流和激励机制等措施的落实，医疗机构可以成功地建立医疗风险管理意识与文化氛围。在此基础上，完善制度建设、风险评估与监控、持续改进、跨部门合作以及患者参与等实践应用将进一步巩固和提升医疗风险管理水平。

二、完善医疗机构内部的风险管理制度与流程

医疗机构作为提供医疗服务的核心场所，面临的风险多种多样。为了确保患者安全、提高医疗质量，完善医疗机构内部的医疗风险管理制度与流程至关

重要。

（一）建立医疗风险管理制度

1.制定风险管理政策：医疗机构应明确风险管理目标、原则、组织架构及职责分工，为后续工作提供指导。

2.风险识别与评估：医疗机构应建立风险识别机制，定期收集与分析内外部信息，评估可能对医疗服务产生影响的各类风险。

3.风险应对策略：根据风险评估结果，制定相应的风险应对措施，包括预防、减轻、转移和应对策略。

4.风险监控与报告：医疗机构应建立风险监控机制，定期评估风险管理的效果，并及时向上级报告。

5.风险管理制度的修订：医疗机构应定期对风险管理制度进行审查和修订，以适应内外部环境的变化。

（二）优化医疗风险管理流程

1.流程图制定：制定医疗风险管理流程图，明确各个环节的责任人、时间节点和工作内容。

2.流程理解强化：对相关人员进行医疗风险管理流程的理解强化，确保其了解并遵循流程要求。

3.流程执行与监督：医疗机构应确保各项风险管理流程得到有效执行，并通过内部监督机制确保流程的合规性。

4.流程优化：根据实际运行情况和反馈意见，对医疗风险管理流程进行持续优化，提高工作效率和准确性。

（三）实践应用与案例分析

1.制定医疗风险应急预案：针对可能出现的紧急医疗风险事件，制定相应的应急预案，确保在紧急情况下能够迅速、有效地应对。

2.案例分析：通过分析医疗机构内部或外部发生的医疗风险事件，总结经验教训，不断完善风险管理制度与流程。

3.跨部门合作与信息共享：加强与其他部门的沟通与协作，确保医疗风险信息的及时传递和处理，形成全院共同防范风险的良好局面。

4.患者教育与沟通：加强与患者的沟通，提高患者的风险认知和应对能力，通过健康教育、告知义务等手段，降低因患者不配合导致的医疗风险。

5.反馈与持续改进：建立有效的反馈机制，鼓励医务人员提出改进意见和建议，不断完善医疗风险管理制度与流程。完善医疗机构内部的医疗风险管理制度与流程是提高医疗质量、保障患者安全的重要保障措施。通过建立风险管理政策、优化风险管理流程、制定应急预案以及加强跨部门合作等措施的综合运用，医疗机构能够显著提升医疗风险的防范能力和应对效率。同时，不断持续改进和优化制度与流程也是医疗机构长期稳定发展的关键所在。

三、提高医护人员的风险认知与应对能力

医护人员是医疗机构中最重要的力量，他们的医疗风险认知与应对能力直接关系到患者的安全和医疗质量。

（一）医疗风险认知培养

1.风险意识培养：通过培训、讲座等形式，向医护人员普及医疗风险知识，培养其风险意识，使其认识到医疗风险的客观存在及防范的重要性。

2.案例分析：组织医护人员分析典型医疗风险案例，从中汲取经验教训，增强其对风险的敏感性和预判能力。

3.法律法规学习：加强医护人员对相关法律法规的学习，使其明确在医疗风险中的法律责任和义务。

（二）提升医疗风险应对技能

1.模拟演练：定期组织医护人员进行医疗风险的模拟演练，提高其在紧急情况下的应对能力和团队协作能力。

2.技能培训：针对常见的医疗风险，开展专项技能培训，如急救技能、心肺复苏等，提升医护人员在应对风险时的专业水平。

3.沟通技巧：加强医护人员的沟通技巧培训，使其能够更好地与患者及家属进行沟通，降低因沟通不畅引发的医疗风险。

4.心理疏导：关注医护人员的心理健康，为其提供心理疏导服务，帮助其缓解工作压力，提高应对风险的心理素质。

（三）建立激励机制与考核体系

1.设立奖励制度：对于在医疗风险防范中表现突出的医护人员给予适当的奖

励，激发其参与风险管理的积极性。

2. 考核与晋升挂钩：将医疗风险认知与应对能力纳入医护人员的考核体系，与晋升、评优等挂钩，促使医护人员主动提升自己的风险应对能力。

3. 反馈与改进：定期对医护人员的医疗风险认知与应对能力进行评估，及时反馈结果，针对不足之处进行专项培训和指导。

（四）营造风险管理文化氛围

1. 宣传推广：通过内部宣传、海报、微信推送等方式，广泛宣传医疗风险管理的重要性，使风险管理理念深入人心。

2. 团队建设：加强医护人员之间的团队建设，鼓励经验分享和学习交流，共同提升整个团队的医疗风险应对能力。

3. 领导示范：医疗机构领导应积极参与到医疗风险管理中来，为医护人员树立榜样，推动风险管理文化的形成。

4. 志愿服务：鼓励医护人员参与医疗风险管理相关的志愿服务活动，如为患者提供健康教育、风险防范指导等，增强其风险管理意识和社会责任感。提高医护人员的医疗风险认知与应对能力是医疗机构加强医疗风险管理的重要环节。通过加强医疗风险认知培养、提升应对技能、建立激励机制与考核体系以及营造风险管理文化氛围等措施的综合运用，可以有效地提高医护人员的医疗风险防范意识和应对能力。这不仅有助于保障患者的安全和医疗质量的提高，也有利于提升医护人员的职业素养和综合能力。

四、加强患者及家属的风险教育与实践参与

在医疗风险管理中，除了医护人员的专业知识和技能外，患者及家属的认知和参与同样重要。

（一）医疗风险教育的重要性

通过对患者及家属的风险教育，让患者及家属明白医疗风险的存在和不可避免性，使他们了解医疗过程中可能出现的风险和意外情况，从而减少对医护人员的过度依赖和期望。

（二）风险教育的方式与内容

1. 宣传资料：制作易于理解的医疗风险宣传资料，供患者及家属取阅，使其

提前了解可能面临的风险。

2. 讲座与培训：定期为患者及家属举办医疗风险讲座和培训，通过专业人员的讲解，提高其风险认知水平。

3. 个性化沟通：医护人员在诊疗过程中，应与患者及家属进行充分沟通，明确告知病情、治疗方案及可能出现的风险。

（三）实践参与的途径

1. 知情同意书签署：确保患者在充分了解治疗方案及风险后，签署知情同意书，体现其自主选择权。

2. 患者满意度调查：定期对患者进行满意度调查，了解他们对医疗风险的认知程度及对医护人员告知工作的评价。

3. 患者反馈渠道：建立患者反馈渠道，鼓励他们对医疗风险管理工作提出意见和建议，以便持续改进。

（四）加强患者及家属参与的建议

1. 完善患者权益保护制度：确保患者的知情权、选择权和投诉权得到充分保障，提高其参与医疗风险管理的积极性。

2. 建立沟通机制：加强医护人员与患者及家属之间的沟通，确保信息传递的准确性和及时性。

3. 提供心理支持：关注患者及家属的心理需求，为其提供必要的心理疏导和支持，帮助其更好地面对医疗风险。

加强患者及家属的医疗风险教育与实践参与是提高医疗风险管理效果的重要举措。通过普及医疗风险知识、提供个性化沟通、鼓励实践参与等方式的综合运用，可以有效地提高患者及家属的医疗风险认知水平，促进医患之间的信任与合作，共同应对医疗风险，保障患者的安全和权益。

五、利用媒体与公众舆论的力量推广风险管理意识

随着信息时代的到来，媒体和公众舆论在信息传播和社会影响方面发挥着越来越重要的作用。医疗风险管理作为保障患者安全和提高医疗质量的重要手段，需要借助媒体与公众舆论的力量来推广和普及。

（一）媒体宣传策略

1. 新闻报道：通过新闻报道的形式，向公众传递医疗风险管理的最新动态、政策法规和成功案例。选取具有代表性的案例，深入剖析，引导公众关注医疗风险管理。

2. 专题节目：制作医疗风险管理的专题节目，以生动的形式介绍风险管理的知识和方法，提高公众的认知度。邀请专家学者进行解读，为公众提供权威信息。

3. 社交媒体：利用社交媒体平台，发布有关医疗风险管理的信息、教育和宣传内容。通过互动和分享，扩大影响力，提高公众参与度。

（二）舆论引导技巧

1. 公开透明：医疗机构应积极回应公众关切，及时公开相关信息，确保公众的知情权。通过与媒体的沟通，传递正面声音，减少误解和谣言。

2. 倡导对话：鼓励公众参与医疗风险管理的讨论，通过媒体平台开展对话和交流。让公众了解医疗风险管理的复杂性和挑战，同时收集意见和建议，促进持续改进。

3. 强化专家话语权：借助专家的话语权，为医疗风险管理发声。通过媒体平台，让专家解读政策、普及知识，提升公众对医疗风险管理的信任度和支持度。

4. 故事化呈现：运用真实故事或案例，生动展示医疗风险管理的实际效果和价值。通过故事化的呈现方式，拉近与公众的距离，增强说服力。

（三）合作共赢模式

1. 跨部门合作：加强与政府部门、医疗机构、媒体和其他相关机构的合作，共同推广医疗风险管理意识。通过跨部门合作，形成合力，强化宣传效果。

2. 公益活动：组织开展医疗风险管理的公益活动，如知识竞赛、主题论坛等。借助活动的形式吸引公众参与，增强其对医疗风险管理的关注度和参与度。

3. 企业社会责任：鼓励企业参与医疗风险管理的公益事业，通过履行企业社会责任提升品牌形象。同时借助企业的资源和渠道，扩大宣传覆盖面。

利用媒体与公众舆论的力量推广医疗风险管理意识是一项系统工程，需要多方面的努力和合作。通过制定有针对性的宣传策略、运用舆论引导技巧、建立合作共赢模式等措施的综合运用，可以有效地提高公众对医疗风险管理的认知度和参与度。这不仅有助于降低医疗风险的发生率，提高医疗质量，也有利于构建和谐医患关系，促进社会的稳定与发展。

第七节　未来医疗风险管理文化的发展展望

随着医疗技术的不断进步和患者需求的日益增长，医疗风险管理在医疗领域中的地位越来越重要。医疗风险管理文化作为医疗风险管理的重要组成部分，对于塑造医疗机构内部的风险意识、规范医护人员的行为、提高医疗质量、保障患者安全等方面具有深远的影响。

一、医疗风险管理文化的价值重塑

未来的医疗风险管理文化将更加注重对医疗风险价值的认识和重塑。医疗机构将深入挖掘医疗风险管理文化的内涵，强调医护人员对风险的认识、评估和应对能力的提升，以降低医疗风险的发生率。同时，医疗机构将更加注重患者的安全与权益，将患者的满意度和信任度作为衡量医疗质量的重要标准，从而强化以患者为中心的医疗服务理念。

二、医疗风险意识的普及与深化

未来医疗风险管理文化的发展将更加注重对医护人员风险意识的普及与深化。医疗机构将通过定期的风险管理培训、案例分析、模拟演练等方式，提高医护人员对医疗风险的敏感性和应对能力。同时，医疗机构将鼓励医护人员在日常工作中积极发现和报告风险，形成全员参与的风险管理氛围，共同构建一个更加安全、可靠的医疗服务环境。

三、跨学科团队的风险管理与协作

未来医疗风险管理文化将更加注重跨学科团队的风险管理与协作。医疗机构将加强不同专业领域的专家团队之间的沟通与合作，共同制订风险管理计划，为患者提供全方位、个性化的诊疗服务。通过跨学科团队的协作，医疗机构将实现对医疗风险的全面覆盖和精准管理，提高风险应对的及时性和有效性。

四、制度化与标准化的风险管理建设

未来的医疗风险管理文化将更加注重制度化和标准化建设。医疗机构将制定和完善风险管理相关的政策法规、规章制度和操作流程，确保风险管理的科学性和规范性。同时，医疗机构将加强内部监督与评估机制建设，通过第三方评估机构对风险管理进行客观公正的评估和监督，促进风险管理水平的持续提升。

五、技术驱动的风险管理创新

随着科技的不断进步，未来的医疗风险管理文化将更加注重技术驱动的风险管理创新。新兴技术如大数据分析、人工智能等将在医疗风险评估、预警和干预等方面发挥重要作用。通过技术创新，医疗机构将实现对医疗风险的精准监测和预警，提高风险应对的及时性和有效性。同时，医疗机构将借助技术手段优化患者就医流程，降低因流程不规范或操作失误引发的医疗风险。

六、社会参与和透明度的提高

未来的医疗风险管理文化将更加注重社会参与和透明度的提高。医疗机构将加强与患者、家属及社会媒体的沟通与互动，及时回应关切、澄清误解，树立良好的形象和声誉。同时，医疗机构将通过公开透明的信息披露机制，主动向社会公众传递医疗风险管理的最新动态和成果，提高公众对医疗风险管理的认知度和信任度。

未来医疗风险管理文化的发展展望是一个多元化、综合性的过程。通过重塑医疗风险管理文化的价值观念、普及深化医护人员的风险意识、强化跨学科团队的风险管理与协作、加强制度化与标准化的风险管理建设、推动技术驱动的风险管理创新以及提高社会参与和透明度等方向的共同作用，我们将迎来一个更加成熟和完善的医疗风险管理时代。这将为提高医疗质量、保障患者安全提供更加坚实的支撑，推动医患关系的和谐发展，为社会的健康与进步作出积极贡献。

第十四章　医疗风险管理未来展望

第一节　未来发展趋势

一、智能化医疗风险管理

大数据在医疗风险管理中的运用是多方面的，包括但不限于：

1. 预测模型：利用大数据技术，可以建立预测模型，对疾病的发生、发展和治疗结果进行预测。这些模型基于患者的个人信息、疾病历史和治疗效果等数据，有助于医生制订个性化的治疗方案，降低医疗风险。

2. 医疗流程优化：通过大数据分析，可以发现医疗流程中的问题和瓶颈，从而优化流程，提高医疗服务效率。例如，分析医疗资源的利用情况，合理分配医疗资源，减少等待时间，降低医疗风险。

3. 患者监测：大数据可以帮助医疗机构实时监测患者的病情变化和治疗效果，及时发现异常情况，预防并发症和不良事件的发生。这有助于提高医疗服务的安全性和质量。

4. 药物管理：大数据可以对药物使用情况进行监测和分析，发现药物相互作用和不良反应的风险。这有助于医生制定合理的用药方案，减少药物误用和不良反应的发生。

5. 质量控制：大数据可以帮助医疗机构发现医疗服务中的问题和风险点，及时采取改进措施，提高医疗服务的质量和安全性。同时，大数据还可以为医疗机构提供质量管理的决策支持，提高管理效率。

从医院风险管理的具体环节出发，医疗风险管理中应当注重两个方面的数据收集和运用。

一是医疗信息管理。在未来，大数据和智能化技术将在医疗信息管理中发挥至关重要的作用，引领医疗领域的深刻变革。通过运用大数据技术，医疗机构将能够实现对海量医疗数据的全面收集、整合和分析，从数据中挖掘出有价值的信息，从而更好地了解疾病的本质和发展趋势。这将为医生提供更精准的诊断依据和治疗方案，提高疾病的治愈率和患者的生存率。同时，智能化技术将在医疗信息管理中发挥越来越重要的作用。通过运用人工智能、机器学习等技术，医疗机构将能够实现医疗服务的自动化和智能化。例如，智能化医疗系统可以自动分析医疗数据，为医生提供辅助诊断和治疗建议，减少人为误差和经验限制。此外，通过实时监测患者的生命体征和病情变化，智能化系统可以及时发现异常情况并发出预警，提高医疗服务的安全性和质量。大数据和智能化技术的应用将带来医疗信息管理的深刻变革。首先，医疗机构将能够实现数据资源的全面整合和共享，打破信息孤岛，提高医疗数据的利用效率和价值。其次，通过对数据的深度分析和挖掘，医疗机构将能够发现疾病的潜在规律和发展趋势，为疾病的预防和控制提供有力支持。此外，智能化技术将进一步提高医疗服务的效率和质量，减轻医护人员的工作负担，降低医疗成本。

二是患者数据管理。大数据智能化患者数据管理是医院风险管理的基础环节和集中体现，这与医院的基本职能有关。在患者数据管理中，应当超越单一的信息收集模式，结合不同患者的具体情况，设定相对应的变量，整合不同患者的个性化数据，建立一个患者信息识别和处理的智能化系统。要分析在诊疗过程中，有哪些因素和环节会对医生的诊疗过程和诊疗效果带来影响，进而造成相应的风险，并基于既有的相关案例分析出最佳的处理模式，并定期展开风险评价，随时调整应对方案，从而在保证患者权益的前提下，保护医生的权利和利益。这一模式要求基于大数据理念，对患者的相关个体因素、诊疗过程中的相关环节展开科学的识别和分析。

所以，无论从宏观层面还是微观层面，大数据的理念和方法都可以为医院风险管理提出具体的思路和方案。为了适应大数据时代的医疗环境和技术水平，应当开拓以智能化大数据为中心的医疗风险管理模式创新，实现诊疗效果最大化。从技术、管理等角度看，可以在以下几个方面予以突破：

1.以信息技术推动管理体制改革。通过大数据的分析模式和分析方法，推动风险管理体系从静态的风险评价和被动的风险应对向动态的风险预测和主动的风险解决转变，通过持续不断的信息涌入强化相关主体的风险认知，加强应对风险的能力，推动风险管理模式创新发展。

2.形成智能化大数据的思维模式和管理风格。打通医院内部的信息化数据壁垒，强化信息流动和资源共享，通过设置专门的数据分析与运用机构，以形成中心化、多渠道、交互性的数据收集、分析、处理和应用网络，提高智能化数据信息的使用效果。

3.实现数据的跨部门和跨区域交流。为了有效应对风险社会中风险的分散性、未知性、扩展性等特征，通过大数据的网络架构和技术支撑实现医疗风险管理的部门联动和区域协同，在社会协作网络中提高医院风险管理水平。

二、医、患及社会的共同发展

（一）强化医务人员专业培训与技术更新

持续的专业发展：医生在职业生涯中需要不断学习和更新知识。未来的医疗风险管理将更加注重医生的继续教育，确保医生能够掌握最新的医疗技术和诊疗方法，以降低因知识更新不足而带来的医疗风险。

高风险技能培训：针对高风险的诊疗操作，医疗机构将加强技能培训和模拟演练，提高医生应对紧急状况的能力和水平，降低操作过程中的风险。

（二）加强患者健康教育与社会参与

患者教育普及：通过多种渠道和形式，普及医疗知识和健康常识，提高患者对自身健康状况的认知能力，引导患者科学合理地选择和使用医疗服务，降低因患者行为不当而引发的医疗风险。

患者权益保护：加强患者的权益保护意识，建立健全的患者投诉和处理机制，保障患者的合法权益。同时，加强医疗纠纷调解和仲裁机制的建设，促进医疗纠纷的公正、合理解决。

社会监督与评价：引入第三方机构对医疗机构进行监督和评价，通过公开透明的评价机制，让社会公众了解医疗机构的真实状况和服务水平。同时，鼓励社会公众参与评价和监督，提高医疗服务的公信力和满意度。

（三）提高全社会认知：构建风险共治的社会环境

媒体宣传与舆论引导：利用媒体平台广泛宣传医疗风险管理的理念和实践，提高社会公众对医疗风险的认知和防范意识。同时，及时发布权威信息，引导舆论理性看待医疗风险问题，避免过度炒作和误解。

社区参与和基层防控：鼓励社区居民参与医疗风险管理工作，通过开展健康讲座、义诊活动等形式，提高基层群众的医疗风险意识和应对能力。同时，加强基层医疗机构的建设和管理，提高基层防控医疗风险的能力和水平。

三、完善和健全法律

（一）法律法规体系的完善

随着医疗技术的不断发展和医疗风险的多样化，未来的医疗风险管理将需要更加完善和健全的法律体系作为支撑。政府将加大对医疗相关法律法规的制定和修订力度，确保法律法规能够及时反映医疗行业的发展变化，为医疗风险管理提供更加明确和具体的法律依据。

（二）加强法律法规的执行力度

在完善法律法规体系的同时，政府将加强对医疗机构和医务人员的监管力度，确保法律法规得到有效执行。通过建立健全的执法机制和加大执法力度，对违反法律法规的行为进行严肃查处，提高医疗行业的违法成本，从而降低因违法违规行为引发的医疗风险。

（三）患者权益保护的法律保障

未来医疗风险管理将更加注重患者权益的保护。政府将加强对患者权益保护相关法律法规的制定和实施，建立健全的患者投诉和处理机制，进一步加强医疗纠纷调解和仲裁机制的建设，保障患者的合法权益。

（四）国际法律交流与合作

随着全球化的加速和国际间医疗交流的增多，未来的医疗风险管理将更加注重国际法律交流与合作。通过参与国际医疗法律制定和修订，借鉴国际先进经验，加强国际间的协同应对，共同应对跨国医疗风险的挑战。同时，推动国际间法律标准的统一，减少国际间医疗风险管理的差异和冲突。

综上所述，未来医疗风险管理的发展将更加注重完善和健全法律。通过加强法律法规的制定和执行力度、强化患者权益保护的法律保障以及加强国际法律交流与合作等措施的实施，可以建立健全的医疗法律体系，为医疗风险管理提供更加有力、有效的法律保障。同时，医疗机构和医务人员也需要自觉遵守法律法规，加强自我约束和管理，共同维护医疗行业的健康发展。

第二节　医疗风险管理未来展望

随着医疗技术的不断进步和人们对医疗服务需求的不断提升，医疗风险管理在未来将扮演更加重要的角色。它不仅关乎医疗机构自身的运营和声誉，更直接关系到患者的生命安全和健康福祉。因此，作为医疗机构和医务人员，我们有责任和义务不断加强医疗风险管理，提高风险防范和应对能力。通过智能化、共同发展以及健全法律法规等方式，我们可以更好地了解和应对医疗风险，提高医疗服务的质量和安全性。在不断发展和演进的医疗风险管理领域中，我们期待着医疗机构能够不断创新和完善风险管理策略，为患者提供更加安全、高效的医疗服务。

在未来的医疗领域，我们仿佛看到了一幅流动的画卷，上面描绘着生命的色彩与温度。医疗风险管理将成为这幅画卷中最动人的章节，它以情感为墨，以人性为笔，书写着一个个温暖而真实的故事。

在这个未来，医生与患者之间的关系将变得更加紧密，他们将彼此信任、依赖，共同抵抗疾病的侵袭。医生将不仅是治疗者，更是心灵的倾听者，他们将用心去感受患者的痛苦与期待，用温暖的话语给予他们力量与勇气。患者也将积极参与到治疗过程中，他们不再是被动接受者，而是成为自己健康的守护者。

在这个未来，医疗风险管理将更加注重个体差异和人文关怀。医生将根据患者的具体情况和需求，制定个性化的治疗方案，充分考虑患者的心理、社会和文化背景。每个患者都将感受到被尊重和被理解，他们在面对风险时将不再孤独无助。

在这个未来，跨学科的合作将更加普遍和深入。医生、护士、心理学家、社工等将共同组成一个多元化的团队，他们将相互协作、共同探讨，为患者提供全方位的治疗和支持。这种合作模式将使医疗风险管理更加全面、细致，为患者带来更好的治疗效果和生活质量。

在这个未来，我们将更加注重预防和早期干预。通过先进的科技手段和数据分析，我们将能够及时发现潜在的风险因素，采取有效的措施进行预防和控制。这种前馈控制的方式将大大降低医疗风险的发生率，为患者提供更加安全和可靠的医疗服务

在这个未来，医疗风险管理将与艺术和文学相结合，以更加富有创意和表现力的方式呈现出来。我们将通过诗歌、绘画、音乐等形式来表达对生命的敬畏和对健康的渴望，让人们在欣赏艺术的同时感受到生命的美好与脆弱。

未来的医疗风险管理是一张充满希望与美好的蓝图，它等待着我们去用心描绘。让我们以诗意的情怀和人文的精神去拥抱这个未来，让医疗风险管理成为守护生命尊严与安全的坚固堡垒；让我们共同努力，为创造一个更加安全、和谐的医疗环境而不断前行；让我们携手共进，以创新、协作和责任为核心，共同构建一个更加全面、高效的医疗风险管理未来。通过不断探索和实践，我们将为患者带来更加卓越的医疗服务，为人类健康事业的发展贡献力量。

参考文献

［1］于伯洋，许苹，徐铮，等．国内外医疗风险管理比较及启示［J］．解放军医院管理杂志，2015，22（11）：4.

［2］王惠英，宣俊俊，邱智渊，等．医疗风险预警机制构建［J］．中国卫生质量管理，2016，23（2）：3.

［3］曾智，项高悦，陈杏子．医疗风险感知的研究综述［J］．中国卫生事业管理，2018，35（6）：3.

［4］饶黎，陈羽中，钟海忠，等．医疗风险管理的理论探讨［J］．解放军医院管理杂志，2005，12（3）：2.

［5］杨伟鹏，蒋一楠，袁磊，等．医疗风险影响因素分析方法比较［J］．解放军医院管理杂志，2017，24（11）：3.

［6］冉隆耀，魏碧莹，刘敏，等．基于SPO模型构建医疗风险管理体系的探索和实践［J］．华西医学，2019，34（6）：6.

［7］于善笑，尹梅，张雪．医疗风险管理制度及岗位责任体系的建立［J］．医学与哲学：A，2013，34（11）：4.

［8］郭竞新．规范化管理在医院风险管理档案中的应用效果分析［J］．办公室业务，2019（4）：2.

［9］马明辉，符凤娥，李亚微．医疗风险防范及控制研究［J］．经济研究导刊，2016（12）：2.

［10］周蔚，胡平玲，梁耀泽，等．医院风险管理的实践与解决路径［J］．中国医药导报，2018，15（13）：5.

［11］武芳，伍祥林．试论医疗风险预警体系建设现状［J］．医学理论与实践，2018，31（16）：3.

［12］孙纽云，陈校云，张宗久，等.我国医疗安全与风险管理的政府职能变化历程［J］.中国医院，2012（1）：4.

［13］余江，徐剑铖，王振维.风险管理理论在医院的应用和发展趋势［J］.重庆医学，2010，39（010）：1310-1310，1316.

［14］林建华.医院安全与风险管理［M］.北京：高等教育出版社，2012：5-8，234.

［15］李庆功.临床风险管理［M］.北京：人民卫生出版社，2009.

［16］黄鹏，袁达，彭华.医疗风险管理在医疗安全不良事件中的应用实践［J］.中国医院，2022，26（1）：63-64.

［17］连斌，张鹭鹭，许苹.医疗风险管理研究与应用［M］.上海：复旦大学出版社，2021.

［18］官大威.法医学辞典（精）［M］.北京：化学工业出版社，2009.

［19］陈维力，冯杰，黄毅飞，等.浅谈我市医疗纠纷的现状及预防处置对策［J］.中国卫生法制，2016（5）：4.

［20］刘振华，王吉善.医疗风险预防管理学［M］.北京：科学技术文献出版社，2007.

［21］王世泉，王明山.麻醉意外［M］.北京：人民卫生出版社，2010.

［22］胡亚美，江载芳.诸福棠实用儿科学（第7版）（上下）（精）［M］.北京：人民卫生出版社，2012.

［23］中华医学会重症医学分会.低血容量休克复苏指南（2007）［J］.中国危重病急救医学2008，20（3）：6.

［24］江楠.麻醉急症与意外救治指南［M］.北京：人民军医出版社，2008.

［25］陈正启，严犇，张艳，等.某三级综合性医院门诊流程人性化再造的探索［J］.中国卫生资源，2014，17（1）：5.

［26］范道津，陈伟珂.风险管理理论与工具［M］.天津：天津大学出版社，2010.

［27］中华护理学会手术室专业委员会编制，郭莉.手术室护理实践指南［M］.北京：人民卫生出版社，2015.

［28］李六亿，徐艳.医院感染管理的风险评估［J］.中国感染控制杂志，

2016，15（7）：6.

［29］林祖华.心血管介入诊疗患者医院内感染因素分析及预防措施［J］.重庆医学，2017，46（A01）：2.

［30］刘兴会，漆洪波.难产（精）妇产科［M］.北京：人民卫生出版社，2015.

［31］王靖，杨爱芝，赵应兰，等.医院感染重点科室现患率调查结果与分析［J］.护士进修杂志，2011，26（18）：2.

［32］周美玲.烧伤患者发生医院感染的危险因素分析［J］.中国医院统计，2018，25（6）：3.

［33］汪颖，邵银雪，金和秋.产房医院感染因素及干预措施［J］.中华医院感染学杂志，2014，24（22）：3.

［34］王滢，于文，胥伟智，等.成批大面积烧伤患者医院感染的风险评估和预防措施［J］.三峡大学学报（自然科学版），2017，39（A02）：4.

［35］杨思进.医院感染重点部门风险管理实用手册［M］.成都：四川科学技术出版社，2020.